図説 基礎からわかる 被曝医療ガイド

監修　国際医療福祉大学大学院教授/
国際医療福祉大学クリニック院長
鈴木　元

著　医療法人社団元気会 横浜病院院長
（前 自衛隊中央病院第一内科部長）
箱崎幸也

自衛隊中央病院診療技術部長
（前 陸上自衛隊衛生学校副校長）
作田英成

高知大学医学部附属病院放射線部
田村泰治

監修のことば

　2011年3月11日に発生した東日本大震災は、東日本に甚大な被害をもたらした。自然の凶暴さを改めて認識しなおすと同時に、過去の経験を生かして減災に成功した事例も確かにあったことを確認しておきたい。概して防振対策はうまく機能したが、一部の地域を例外とすれば津波対策は失敗に終わっている。原子力発電所に関しては、稼働中であった女川原発および福島第二原発では、既存の防振対策と津波対策（電源喪失も含め）が機能し、原子炉の緊急停止と冷温停止導入に成功している。他方、最も設計が古い福島第一原発の1号炉では地震の振動により一部炉心損傷の疑いが指摘されており、さらに津波により外部電源施設が破壊されたことにより1〜3号炉の過酷事故に進展してしまった。これらの経験は、必ず、将来の防災に生かされなければならない。

　今回の震災においては、被災地の住民が災害を経験しただけではなく、多くの国民がテレビを通じて災害をバーチャル体験した。国民は、津波により町全体が流され破壊しつくされる映像を目撃し、さらには、福島第一原発が水素爆発する映像を目撃した。1号炉に引き続き、デジャヴのごとく3号炉と2号炉が爆発するのを目の当たりにするに及び、無力感に襲われた方は多いと思う。加えて、放射性物質の汚染が広く関東・東海地方に及ぶことが報道されると、多くの国民が自らも放射線被曝を被る被災者であると感ずるようになったことは想像に難くない。

　1999年の東海村JCO核燃料工場での臨界事故以降、私たちは放射線事故・核事故時の被曝医療に関するマニュアル本を出版してきた。しかし、それらの出版物は、少数の専門家を対象としたものであり、一般の医療関係者や読者が手に取るような本ではなかった。多くの国民が被曝を身近に感ずる今こそ、正しく放射線を理解し、不当に放射線を恐れることなく冷静に放射線防護を実践していくことが求められる。「被曝医療ガイド」は、このようなニーズに応えるまことに時機を得た企画である。

箱崎先生との出会いは、私が放射線医学総合研究所で「緊急被ばく医療ネットワーク会議」および放射線事故医療研究会を立ち上げようとしていた1998年前後に遡る。ネットワーク会議のメンバーとして自衛隊中央病院長の白濱龍興先生をお招きした際に、白濱先生の懐刀として箱崎先生を紹介されたのが始まりである。箱崎先生は、NBC災害に造詣が深く、内外の専門家との交流を通じて情報を積極的に収集してきた。今回の企画では、箱崎先生が長年集積してきたパワーポイント・ファイルからエッセンスを抽出し、その内容を更新し、一般の読者でも理解ができるように解説を加え、同時に、一定の専門知識を伝えられるように配慮されている。是非、福島原発事故後の対応に役立てていただきたい。

2011年8月

鈴木　元

序

　2011年3月11日、東日本大地震とその後の大津波により、福島第一原子力発電所は外部電源と非常用ディーゼル発電機を失い、全電源喪失状態に陥った。原子炉や使用済み核燃料貯蔵プールの冷却水循環機能並びに非常用炉心冷却装置の機能が完全に喪失し、1～3号機がメルトダウン（核燃料棒破壊；炉心溶融）となった。建屋内での水素爆発、放射性物質の大気中への漏洩が発生し、日本のみならず国際社会に甚大な影響を及ぼしている。今後、長期にわたり、福島県をはじめとする東北地方、関東地方に大気・土壌・海洋・食品などへの放射線汚染問題が続くものと考えられる。放射性物質が環境中に放出されたという現実を受け入れ、放射性物質のゼロリスクを望むのではなく、放射性物質と如何に安全に付き合っていくのかが問われている。

　1986年のチェルノブイリ原発事故（旧ソ連）では、事故後、欧州で堕胎が急増するなど被曝とは直接関連のない深刻な状況をもたらした。誤解や風評に基づく不安やパニックは、放射線災害に対処する際に障害となる。事故後の錯雑とした状況の中で、被害の実態・対応などについての知識・技術を持つことはきわめて重要である。チェルノブイリ事故後の健康被害調査、土地改良の方法、国民の合意形成の手法など、わが国が学ぶべきことは多い。

　わが国の今後の課題として、医療関係者への放射線防護・管理教育、専門家のサポート体制の確立、複雑怪奇な放射線単位の統括や放射線に関する啓発教育、社会全体での放射線の容認レベルの設定などが挙げられる。この課題の克服には、リスクコミュニケーションの「共考」、さらには国民にとって政府・原子力関係者への信頼性の獲得が緊要である。

　被曝医療については、従来、①放射線に対する専門知識が必要、②被曝事故が低頻度、③被曝しても症状出現までに時間がかかり被曝したかどうかわからない、④放射線を知覚できないことに対する不安などの理由から、原子力発電所近傍や初動対処に関係する医療関係者しか被曝医療への知識や対処能力を獲得してこなかった。

本書は、緊急被曝に対する医療機関の専門家や関係者のみならず、一般臨床医や看護師などの医療従事者、さらには一般の方々にも被曝医療について理解してもらい、「正確な知識を持って正しく恐れながらしっかり対処していく」ことを目指して刊行された。はじめて被曝医療に関心を寄せる方々にも容易に理解できるよう、多くの図表を用いて簡潔・明瞭に解説することを心がけた。食品・飲料水の放射能暫定規制値、中・長期的な健康被害に関する最新データも記載し、今後の被曝医療の一助になることを願っている。

謝辞
　本書刊行にあたって、専門のお立場からの有益なご意見のみならずご監修をいただいた国際医療福祉大学大学院教授 鈴木 元 博士に、この場を借りて深く感謝申し上げます。また、貴重な資料のご提供をいただいた米陸軍放射線研究所元所長 William E. Dickerson 博士、多大なるご助言をいただいた自衛隊中央病院放射線科部長 直居 豊氏に深謝致します。さらに、(株)日経メディカル開発 細川洋志氏のご助言・ご指導に感謝致します。

2011 年 8 月

筆者を代表して　箱崎幸也

「図説 基礎からわかる 被曝医療ガイド」　目次

I 被曝医療の基礎知識

1 自然界から受ける放射線
自然放射線および医療被曝による1人当たりの年間実効線量（mSv/年) 12

2 放射能と放射線
放射線と放射性物質 13

3 放射線の防護と透過力
放射線防護の基本 14
放射線の種類と透過力 15

4 放射線の単位
放射能および放射線被曝に関する単位 16
放射線の相互作用と単位 17

5 被曝の様式
被曝と汚染 18
内部被曝の経路と特徴 19

6 被曝の人体への影響
放射線と細胞障害 20
身体的影響と遺伝的影響 21
確定（非確率）的影響と確率的影響 22
急性放射線症候群 — 被曝線量と症状 23
被曝と発がんリスク — 原爆被爆後の疾病増加パターン 24

II 放射線事故患者への対処

1 放射線事故患者ケアの概要
初期被曝医療の概要 26

2 一般病院外来での被曝医療
病院における緊急被曝医療フローチャート 27
外来での医療処置の概略と手順 28
医療スタッフの2次被曝 — 通常の防護策で被曝の心配はない 29
汚染防護服 — 汚染の防御のみ、被曝は防護できない 30
医療施設の汚染防止 31
被曝患者への対処 — サンプル採取 32
外部汚染の除染 33

3 症状・徴候からの被曝線量の推定
　　急性放射線症候群の重症度と症状 ……………………………………………… 35
　　急性放射線症候群の重症度と血球数 …………………………………………… 36

4 内部汚染の評価と除染
　　放射性核種による汚染時の選択薬剤 …………………………………………… 37
　　安定ヨウ素剤 ……………………………………………………………………… 38
　　国際的な安定ヨウ素剤の服用基準 ……………………………………………… 40

5 急性放射線症候群の診断・治療
　　急性放射線症候群の病期 ………………………………………………………… 41
　　全身の被曝線量と主な臨床状態 ………………………………………………… 42
　　局所の被曝とその臨床症状 ……………………………………………………… 43
　　急性放射線症候群の基本的治療（支持療法） ………………………………… 44
　　支持療法の詳細 …………………………………………………………………… 45
　　全身被曝患者の予後 ……………………………………………………………… 46

Ⅲ 過去の放射線事故の特性（対応と問題点）

1 放射線事故の種類と規模
　　世界の主な放射線事故の件数（1994〜2006） ………………………………… 48

2 チェルノブイリ原発事故
　　事故の概要 ………………………………………………………………………… 49
　　推定被曝線量 ……………………………………………………………………… 50
　　健康被害状況 ……………………………………………………………………… 51
　　放射線恐怖症 ……………………………………………………………………… 52

3 スリーマイル島原発事故
　　事故の概要と健康への影響 ……………………………………………………… 53

4 ゴイアニア被曝事故
　　事故の概要と被害状況 …………………………………………………………… 54

5 東海村 JCO 臨界事故
　　事故の原因 ………………………………………………………………………… 56
　　事故の経過、被曝状況 …………………………………………………………… 57

IV 福島原発事故の概要と健康被害

1 福島原発事故の概要
- 原発事故発生 60
- 原子炉の状況 61

2 放射線放出の広がり
- 福島原発周辺の放射線積算量 62
- ICRP 避難勧告と年間 20 m Sv 63
- SPEEDI による甲状腺の内部被曝量の試算 64

3 食品・環境での放射能暫定規制値
- 食品・飲料水の暫定規制値（食品1kg当たり）... 65

4 放射線の影響を少なくする行動
- 放射性プルーム通過中、または降灰直後での対策
  ―年間累積放射線量が 20mSv を超えそうな地域において― 69

V 放射線の中・長期的な影響

1 広島・長崎における原爆被爆後の影響
- 1Gy 被爆当たりの部位別がん死亡過剰相対リスク 72

2 甲状腺がん、甲状腺疾患、奇形
- チェルノブイリ原発事故と発がんリスク 73

3 白血病
- 白血病、固形がんの生涯リスク ― 広島・長崎の原爆被爆生存者の長期追跡調査 ― 76

4 低線量被曝と発がんとの関連
- 放射線による発がんリスク 78
- 被曝線量と生活習慣との発がん相対リスクの比較 79

文献 80

Appendix 81
- 放射線被曝汚染患者チェックリスト
- 健常皮膚の除染ポイント
- 染色体異常分析
- 内部被曝の医療処置

索引 88

被曝医療の基礎知識

I

1 自然界から受ける放射線

1表　自然放射線および医療被曝による1人当たりの年間実効線量（mSv/年）

被曝の種類		世界平均	日本の参考データ
自然放射線	大地放射線	0.5	0.32
	宇宙線	0.4	0.27
	カリウム（K40）等の経口摂取	0.3	0.41
	ラドン等の吸入	1.2	0.45
医療（人工）放射線	胸部X線	0.06〜0.11	
	心臓カテーテル	6	
	胸部CT／注腸	7	
	PET／CT	5〜8	

（放射線医学総合研究所 監修. ナースのための放射線医療. 朝倉書店, 2002. より改変）

　日常生活において、私たちは自然界から放射線を受けている。自然放射線の被曝は、日本では年間1.5ミリシーベルト（mSv）、世界では年間2.4mSvである。地域によっては自然放射線が大きいところもあり、年間4〜10mSvの地域もある（ブラジル・ガラパリ地方、インド・ケララ地方など）。

　自然放射線には、宇宙からの宇宙線による被曝、大地やコンクリートからの放射線による被曝、体内に取り込んだ放射性物質からの被曝や、空気中のラドンからの被曝がある。例えば、ラドン温泉で1年間過ごしたときの被曝は2.8mSvとされている。

　人工的には医療分野での被曝が多く、X線検査やCT検査でも被曝している。胸部集団検診では0.06mSv/回、胃透視検査では0.6mSv/回で、医療分野での被曝は日本人平均では3.0mSv/年（世界平均：0.6mSv/年）である。

　放射線は、医療分野だけでなく工業、化学、農業などの各分野にも幅広く利用されている。例えば、検査では航空機翼の亀裂検査、空港での手荷物検査など、農業では滅菌・殺虫、ジャガイモの発芽防止、農作物の品質改良などに利用されている。

2 放射能と放射線

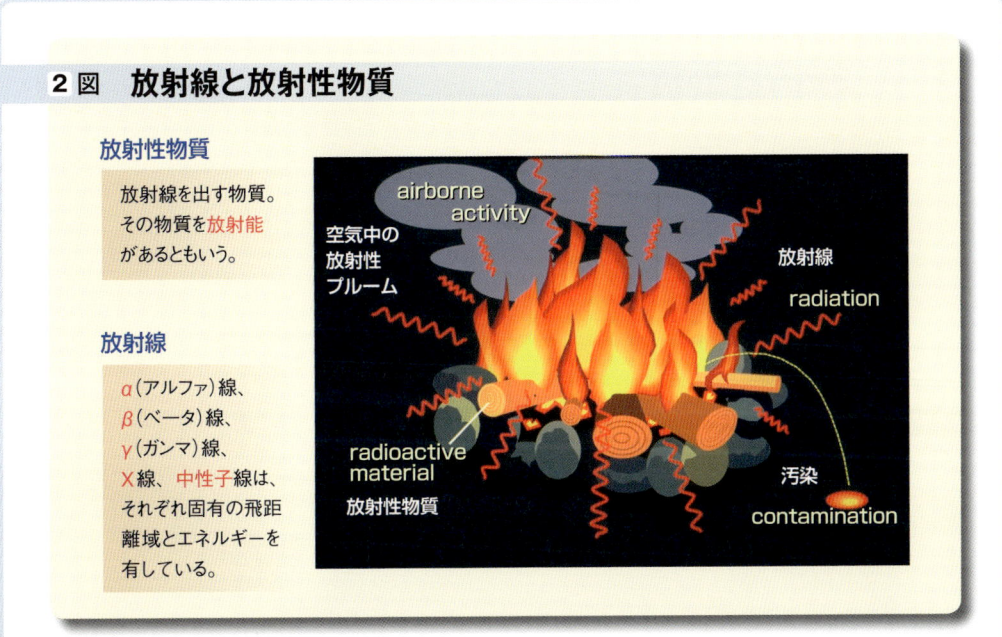

2図　放射線と放射性物質

放射性物質
放射線を出す物質。その物質を放射能があるともいう。

放射線
α(アルファ)線、β(ベータ)線、γ(ガンマ)線、X線、中性子線は、それぞれ固有の飛距離域とエネルギーを有している。

　放射線は原子より小さい粒子線あるいは電磁波である。高いエネルギーを持ち、光速に近い速度で物質を通り抜ける性質がある。放射線を出す能力を「放射能」、放射能を持つ物質を「放射性物質」という。放射性物質は、原子核がエネルギー的に不安定な物質で、放射線という形で余分なエネルギーを放出しながら他の原子核に変換(壊変)する性質を持っている。

　放射性物質や放射線は、薪・炎・熱・煙や火の粉に例えるとわかりやすい。薪が燃やされると火が出るが、薪が放射性物質に、薪から出る炎が放射能に例えられる。炎(放射能)から出る熱線が放射線に相当する。また煙は放射性プルーム、火の粉は放射性核種の汚染に例えられる。

　放射性プルームが通過する際に、クリプトンやキセノンなどの放射性希ガスからのγ線による被曝、またフォールアウト(放射能降下)による地上の放射性ヨウ素などからのγ線による外部被曝が問題となる。放射性プルームに含まれる放射性ヨウ素などを吸入すると、内部被曝を起こす。

放射性プルーム：原子力発電所(原発)事故により放出される核分裂生成物である放射性希ガス、放射性ヨウ素、放射性セシウムなどの放射性物質を含む気流であり、風に乗って流され周辺地域に拡散する。

3 放射線の防護と透過力

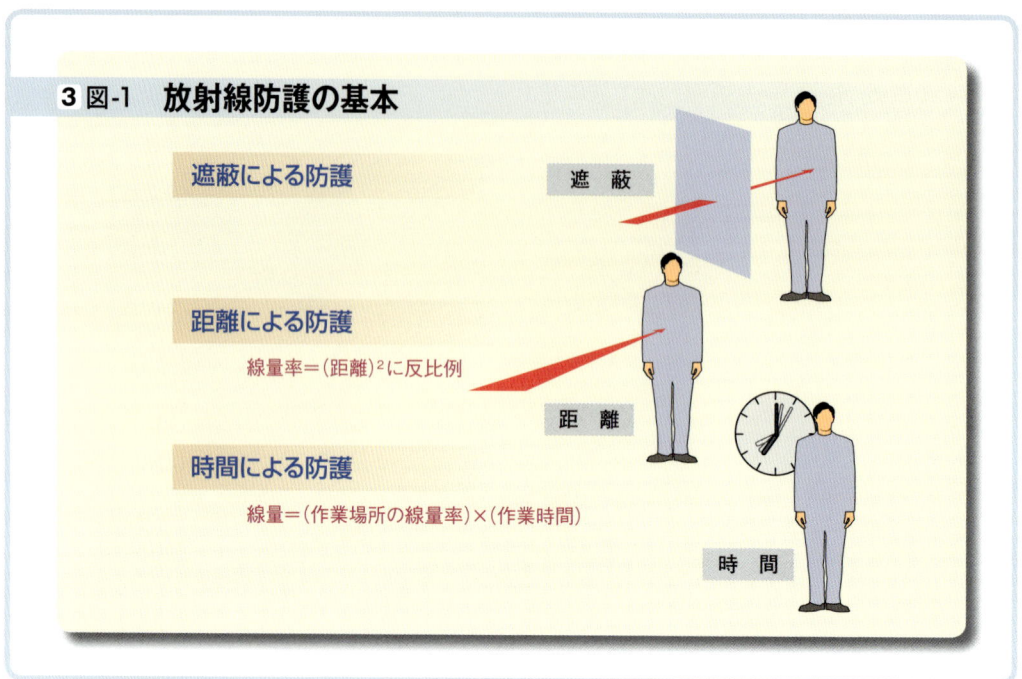

放射線防護の3原則は、①放射線源からの遮蔽、②放射線源からの距離の拡大、③被曝時間の短縮、である。

①は放射線源との間に遮蔽物を置くことにより被曝線量を低減させ、②は放射線源から距離をとることにより空間放射線量率を低減させ、③は放射線に曝されている時間を短縮することにより、被曝線量を低減させる。

これらは外部被曝線量低減のための原則であり、内部被曝線量低減のためのものではない。

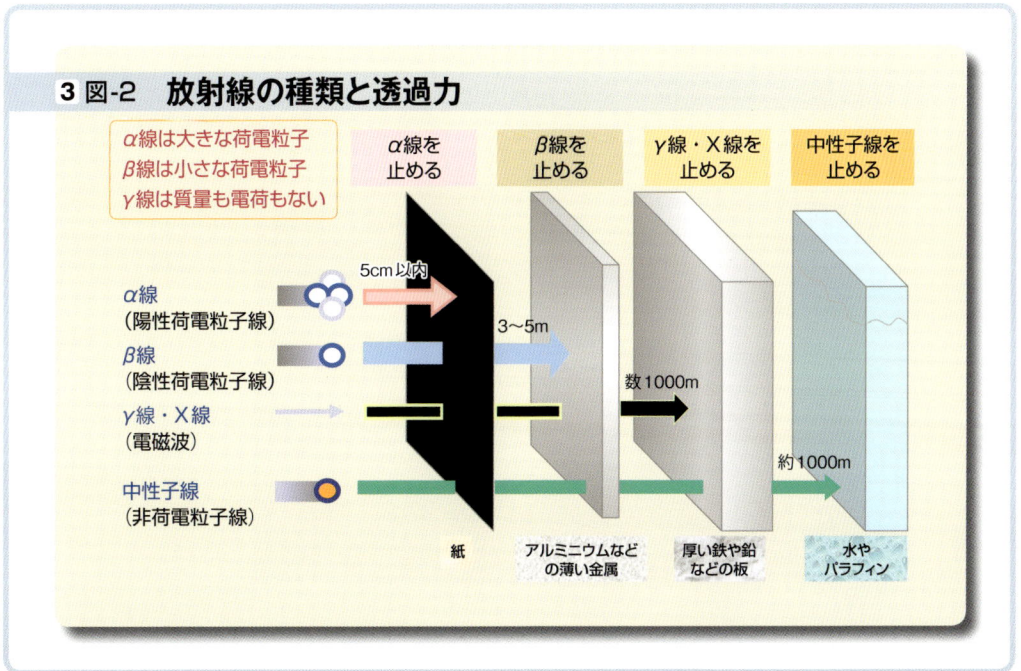

放射線には、α線、β線、γ線・X線、中性子線などの種類があり、この種類によって透過力が異なり、遮蔽物質による遮蔽効果が違ってくる。

α線の影響距離は5cm以内と非常に短く、β線も3～5mで短い。しかし、γ線・X線は数1000m、中性子線は約1000mと遠距離まで影響を及ぼす。

α線：大きな荷電粒子。紙1枚でも遮蔽することができる。α線を出す核種が体内に取り込まれたときに問題となる。
β線：小さな荷電粒子。2枚の手術用ゴム手袋や、薄い金属膜で止めることができる。β線を出す核種が皮膚に付着した場合や体内に取り込まれたときに問題となる。
γ線：質量も電荷もない電磁波。そのエネルギーレベルにより異なるが、厚いコンクリートや原子番号の高い金属板（鉛など）によって遮蔽される。
X線：エネルギーが高いほど透過力は強い。例えばリニアック放射線治療室の壁は通常のX線検査室と比べ何倍も厚く作られている。
中性子線：水素を多く含む水やパラフィンで止められる。東海村JCO事故（1999年）の臨界時に発生した。

4 放射線の単位

4表　放射能および放射線被曝に関する単位

		単位	定義
放射能の単位		ベクレル Bq	1秒間に壊変する原子核数
被曝に関する単位	吸収線量	グレイ Gy	1kg当たり1ジュールのエネルギー吸収があるときの線量
	等価線量	シーベルト Sv	等価線量＝吸収線量×放射線荷重係数
	実効線量		実効線量＝Σ（各組織の等価線量×組織荷重係数）

X線、γ線、β線の放射線荷重係数は1であるため、これらでは1Gy＝1Svとなる。

　放射能の単位には、放射性物質が1秒間に崩壊する回数を表す単位：ベクレル（Bq；放射能の強さ）、放射線が物質中を通過するときに物質中に付与されたエネルギー（1ジュール/kg）を表す単位：グレイ（Gy；これを吸収線量と呼ぶ）、そして放射線防護の観点から放射線の種類による生物への影響の差異を勘案した単位：シーベルト（Sv）がある。

　シーベルトは、厳密には実効線量と等価線量の2種類がある。個人線量計で計測した数値は、全身の被曝を表し実効線量である。等価線量とは人体の組織や臓器に対する被曝のことである。放射性ヨウ素の吸引による甲状腺の内部被曝や皮膚の局所被曝などは等価線量で表す。

ベクレル（Bq）：体表面汚染や内部汚染の量を表す場合に用いる。
グレイ（Gy）：物質への放射線エネルギー付与の大きさを表し、**人体では急性被曝を問題にする場合**に用いる。
シーベルト（Sv）：人体への被曝の影響（発がんや遺伝障害）の程度を表す場合に用いる。
1シーベルト＝1000ミリシーベルト（mSv）、1ミリシーベルト＝1000マイクロシーベルト（μSv）

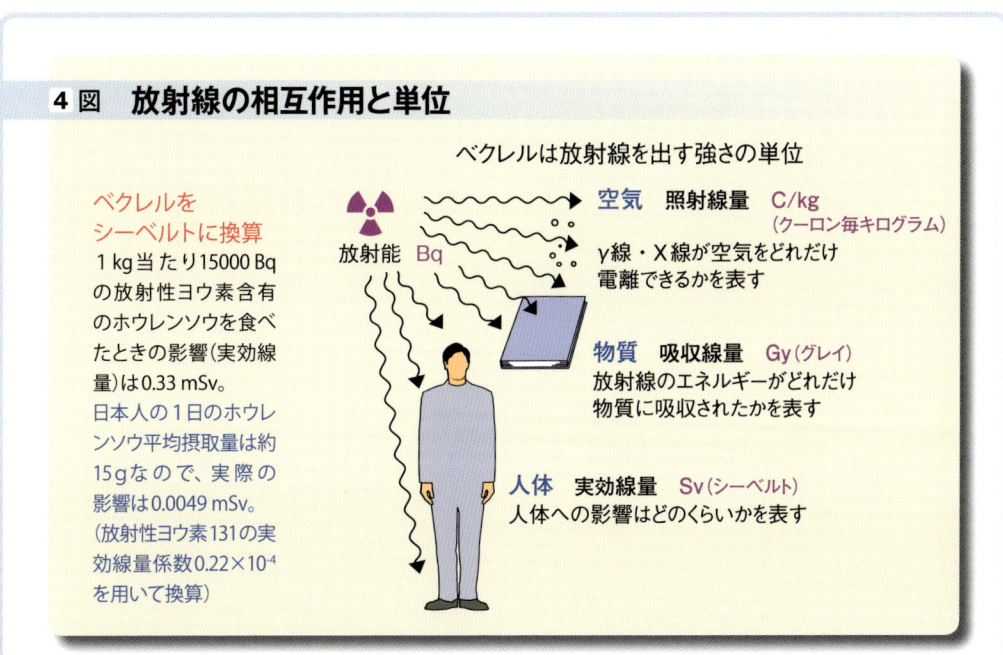

シーベルト（Sv）は、吸収線量グレイ（Gy）に放射線荷重係数を乗じて求められる。放射線荷重係数とは放射線の種類とエネルギーによって影響の度合いが異なることを考慮するための補正係数である。

X線、γ線、β線では放射線荷重係数は1であり、1Sv＝1Gyとなる。α線の放射線荷重係数は20、中性子線ではエネルギーレベルに応じて5〜20である。

放射線の種類・エネルギーに応じた放射線荷重係数

放射線の種類	放射線のエネルギー	放射線荷重係数
γ線、X線	エネルギーレベルにかかわらず	1
β線	同上	1
中性子線	<10koV	5
	10〜100keV	10
	100keV〜2MeV	20
	2MeV〜20MeV	10
	>20MeV	5
陽子線	>2MeV	5
α線		20

ICRP（国際放射線防護委員会）1990年勧告

5 被曝の様式

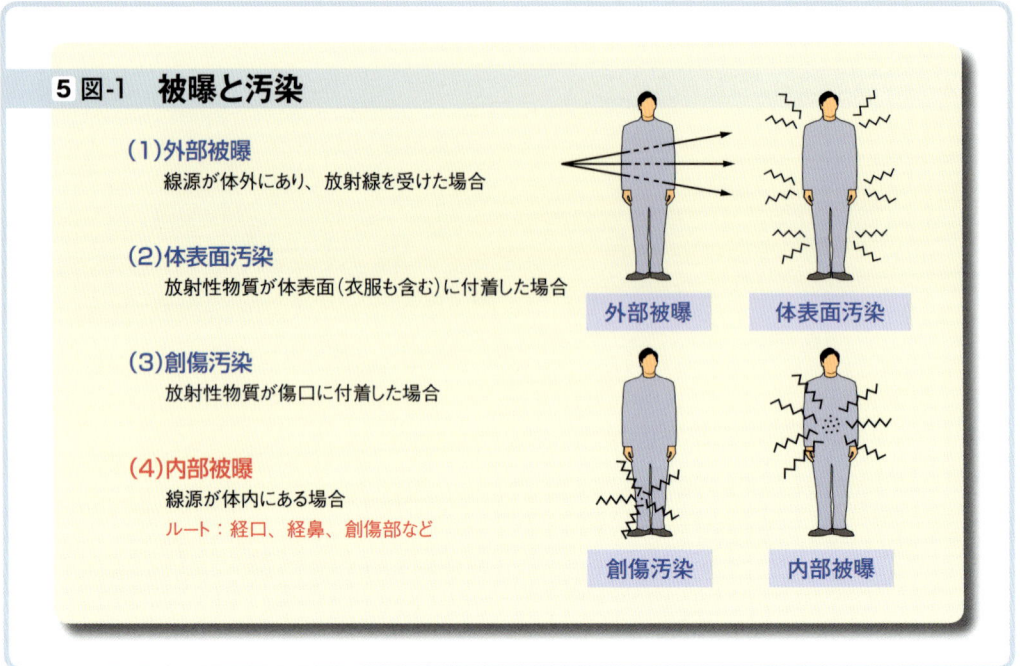

5 図-1 被曝と汚染

(1) 外部被曝
　線源が体外にあり、放射線を受けた場合

(2) 体表面汚染
　放射性物質が体表面(衣服も含む)に付着した場合

(3) 創傷汚染
　放射性物質が傷口に付着した場合

(4) 内部被曝
　線源が体内にある場合
　ルート：経口、経鼻、創傷部など

　放射線被曝の様式には、①離れた線源から照射を受ける外部被曝、②放射性物質が体表面に付着して照射を受ける体表面汚染、③放射性物質が傷口に付着した創傷汚染、④放射性物質を体内に取り込んで照射を受ける内部被曝（内部汚染）の4種類がある。

　内部被曝の経路は、経口・経鼻、気道、消化管、創傷部であり、トリチウムなどを除けば健常な皮膚からの吸収はほとんどない。

　実際の事故では、上記の事象が様々に組み合わさる。γ線やX線による外部被曝では、被曝を受けても患者自身は放射能を持たず、被曝による障害のみが問題となる。外部被曝だけの患者は、被曝線量が高ければ無菌室治療が不可避であるが、2Gyまでの線量であれば外来診療で経過観察する。

　体表面汚染や内部被曝がある場合、中性子線被曝と同様、放射線管理が必要である。放射性毒性の高いα線放出核種で汚染した患者では、特に注意を要する。

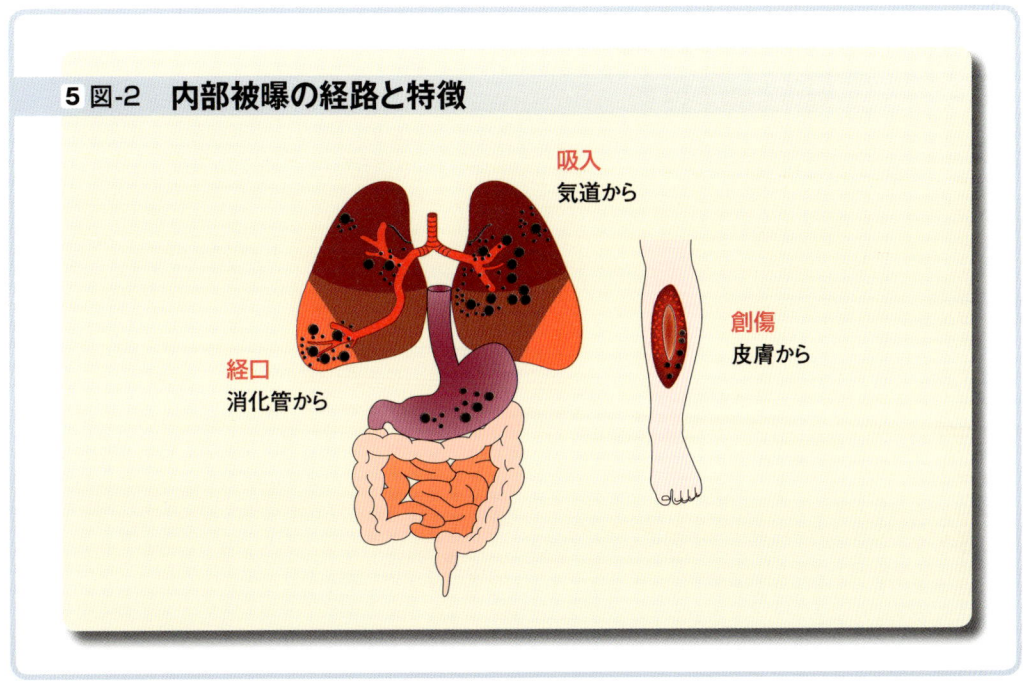

5 図-2　内部被曝の経路と特徴

　放射性物質を飲み込んだり、吸引した場合などに内部被曝が起こる。体内に取り込まれた放射性物質は、核種によって集積しやすい組織や臓器がある。例えば、放射性ヨウ素は血中に移行し、10〜30%は甲状腺に蓄積される。半減期は約8日で、約80日目には1000分の1以下に減少する。プルトニウムは骨や肝臓に蓄積され、放射性セシウムは特定の親和性臓器を持たず全身に分布する。

　原子炉燃料中に存在しα線を放出するプルトニウムは、透過力は弱いがエネルギー（電離作用）がきわめて大きく、最も放射性毒性の高い核種の1つである。体内から排出されにくく、少量でも大きな内部被曝となる。

　内部被曝は放射性物質が体内に存在する限り続く。放射性物質の体内残留量は物理的な減衰と生物学的な減衰（新陳代謝など）の両方で減少する。

6 被曝の人体への影響

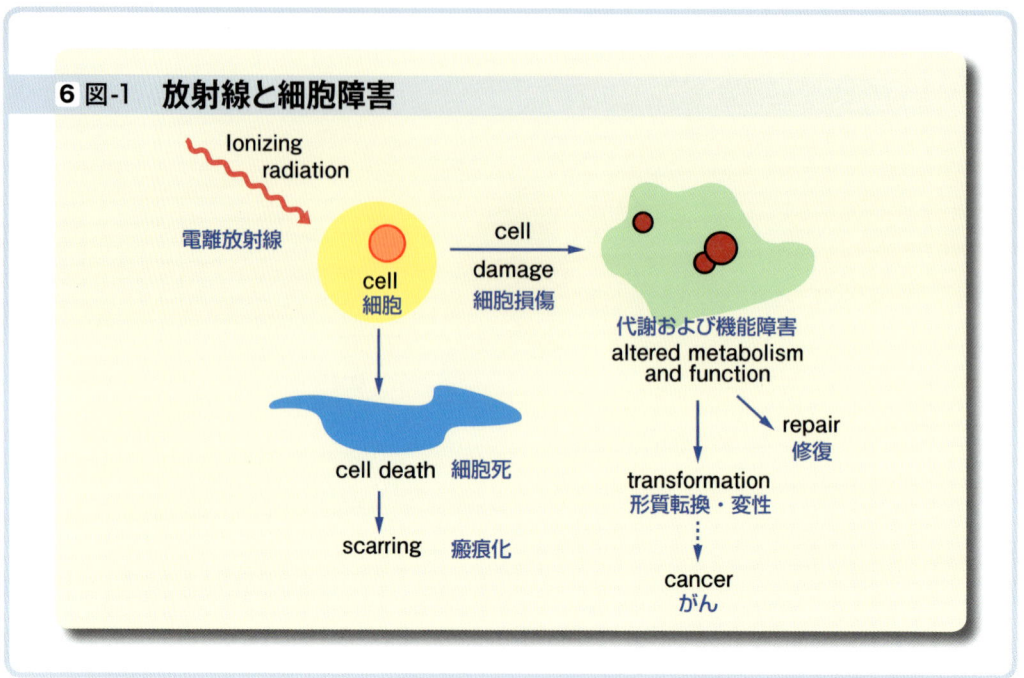

6 図-1　放射線と細胞障害

　放射線は、主に細胞核のDNAを切断し傷害する。2本鎖DNA切断が起こると完全修復が困難で、染色体の部分欠損、逆位、転座などが起きる。

　DNA切断の修復が不完全で細胞分裂の際に障害が出ると、その細胞は細胞死し多臓器に障害を来す。1本鎖DNA切断はすぐ修復されるが、一定の確率で修復ミスが起きる。DNA修復に失敗した細胞が突然変異を来すと、頻度は低いが無秩序に増殖するがんが発生する。

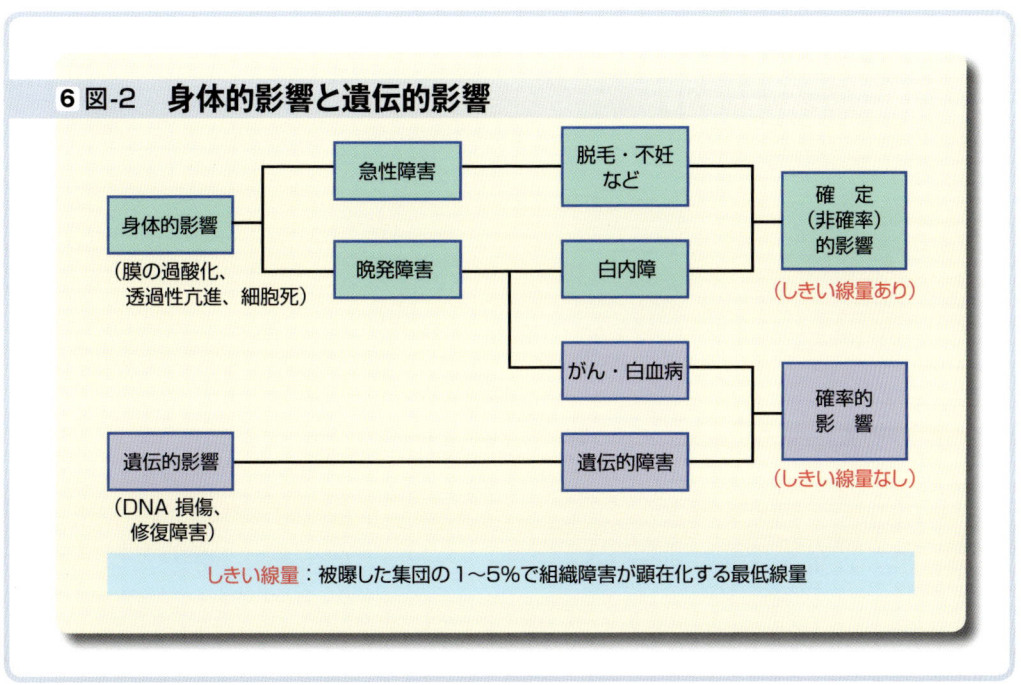

放射線の人体への影響には、「身体的影響」と「遺伝的影響」がある。

身体的影響は被曝した本人に現れる障害で、遺伝的影響は被曝した人の子孫に現れる影響である（妊娠中に胎児が受けた被曝は、胎児本人への身体的影響に区分される）。

さらに、身体的影響が被曝後数週間以内に現れる「急性障害（急性影響）」、数カ月〜数年、あるいは十数年後に現れる「晩発障害（晩発影響）」に分類される。

6 被曝の人体への影響

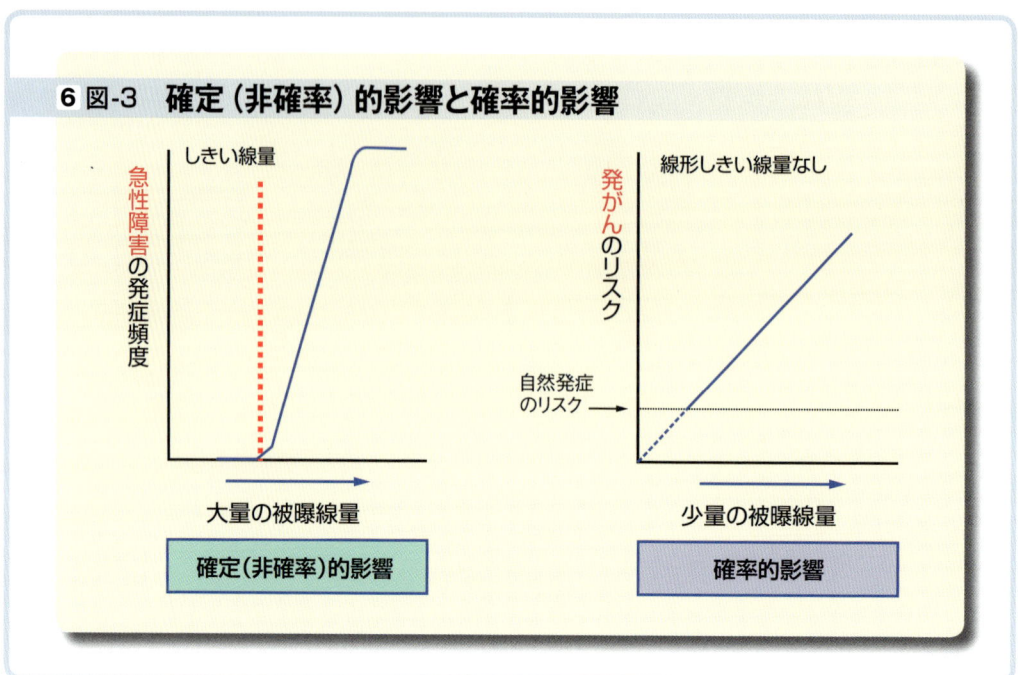

6 図-3　確定（非確率）的影響と確率的影響

　急性障害などの確定（非確率）的影響は、少ない被曝線量では健康被害（皮膚障害、脱毛、白内障など）は出現しないが、ある線量いわゆる「しきい線量」を超えると必ず健康被害が出現する。また、線量が増えるに従い、重症度が増す。

　がんや白血病の確率的影響は、被曝したからといって必ず発症するわけではない（「しきい線量」なし；21頁参照）が、被曝線量に比例して直線的にがんなどの発生率が増加する。

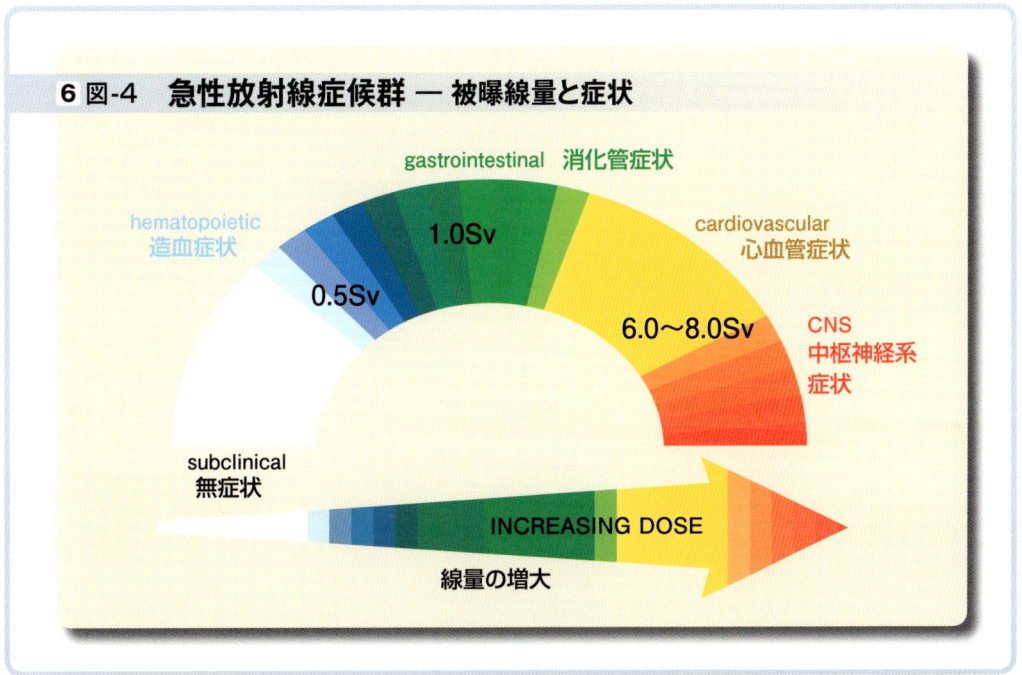

図-4　急性放射線症候群 ― 被曝線量と症状

　急性放射線症候群とは、1Gy以上の高線量全身被曝後にみられる時間的経過によって変化する一連の症候である。経過によって、①前駆期、②潜伏期、③発症期、④回復期に分けられる（41頁参照）。

　特に細胞増殖の盛んな組織（造血器、消化管粘膜、皮膚、生殖腺の幹細胞など）が影響を受けやすく、これらの臓器障害による症状が主体である。代表的な症候は、造血機能障害、消化管障害、皮膚障害、心血管障害、中枢神経障害などである。

　全身被曝では、1〜2Sv：軽症、2〜4Sv：中等症で、ここまでは総合病院での治療が可能である。4〜6Sv：重症、6〜8Sv：重篤で、8Svを超えると致死的である。

　局所被曝では、高線量の被曝を受けると皮膚の変化が生じる。線量によって皮膚症状の出現時期は異なり、被曝面積が広くなるほど上皮再生が困難で、体幹部よりも四肢末端部が重症になる。一般的には、3Gy以上で1度熱傷、12Gy以上で2〜3度熱傷が出現する。

6 被曝の人体への影響

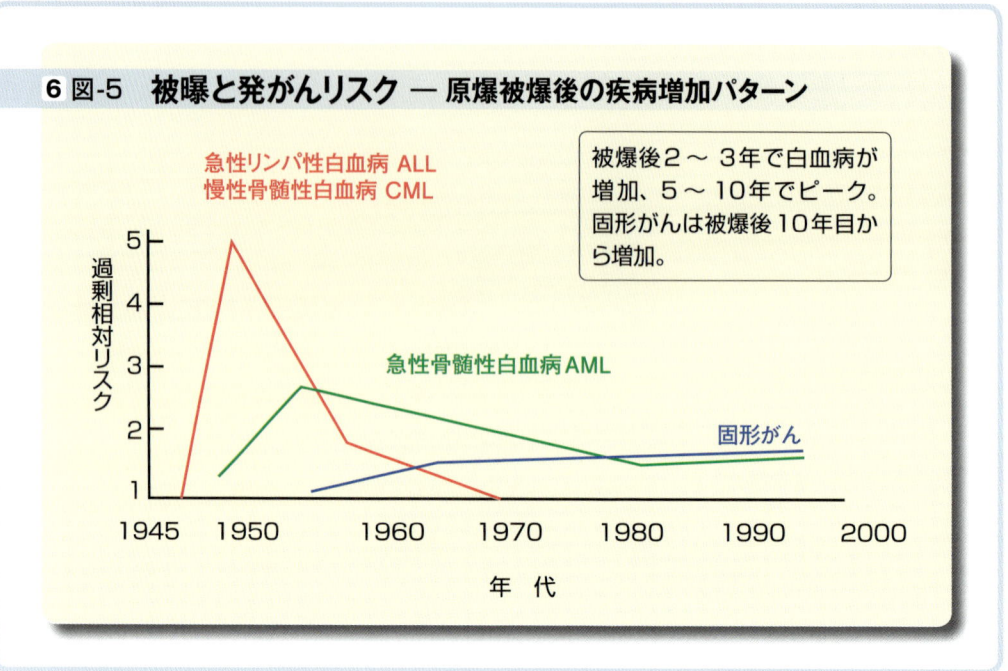

6 図-5　被曝と発がんリスク ― 原爆被爆後の疾病増加パターン

　広島での原爆被爆後調査では、被爆後 2 〜 3 年で急性リンパ性白血病、慢性骨髄性白血病が増加し、5 年でピークに達する。急性骨髄性白血病は被爆後 5 年以降に増加し、固形がんは 10 年後から増加が認められる。

　被曝による組織や臓器の感受性として、原爆被爆者では白血病・乳がん・甲状腺がん・肺がん・結腸がん・食道がん・卵巣がんなどのリスクが高いと報告されている（72 頁参照）[1]。

　一般に被曝後の潜伏期は、白血病：2 〜 3 年、乳がん：5 〜 40 年、甲状腺がん：4 〜 34 年といわれている。発がんの修飾因子には、性、年齢、総線量、1 回の被曝線量、その他の危険因子などがある。

　チェルノブイリ原発事故（1986 年）の数年後から、小児甲状腺がんの出現がみられた（51 頁、73 頁参照）。被曝時の年齢では、低年齢で放射線誘発甲状腺がんのリスク上昇が認められた。

放射線事故患者への対処

1 放射線事故患者ケアの概要

1表　初期被曝医療の概要

1. **原子力施設における初期被曝医療**
   - 心肺蘇生や止血など、可能な範囲での応急処置
   - 創傷汚染、体表面汚染の除染など
   - 安定ヨウ素剤の投与、キレート剤などの投与
   - 汚染の拡大防止、搬送関係者の被曝防止
2. **医療機関における初期被曝医療**
   - 中性洗剤、除染用乳液などによる頭髪・体表面などの放射性物質の除染
   - 救急処置（汚染創傷に対する処置を含む）
   - 局所被曝患者の診療
   - 線量評価のための生体試料（血液、尿など）の採取
   - 安定ヨウ素剤の投与
3. **避難所などで周辺住民などを対象とする初期対応**
   - 体表面汚染レベルや甲状腺被曝レベルの測定
   - 避難した周辺住民などの登録とスクリーニングレベルを超える住民などの把握
   - 放射線による健康影響についての説明
   - 拭き取りなどの簡易な除染処置、医療機関への搬送

　放射線事故の障害には、放射線性障害と非放射線性障害がある。後者には熱傷などの外傷が含まれる。放射線性障害は、汚染（contamination）と外部被曝（irradiation）に分けられる。汚染患者診療時には、医療施設および医療スタッフの放射線防護策が必要になる。当然のことながら、汚染があれば被曝を受けているが、外部被曝があっても汚染されているとは限らない。非放射線性障害で代表的なものには、放射線恐怖症などがある（52頁参照）。

　被曝医療においては線量の推定・評価が重要である。被曝患者の大きな特徴は、被曝直後には症状に乏しく、高線量の被曝であっても数日〜1カ月後に症状が現れることである。被曝直後に被曝線量を知ることができれば、医療者はやがて発症する急性放射線症候群の軽減措置や治療準備ができる。

　発がんなどの確率的放射線影響は、数年後から一生涯にわたりそのリスクは存在し増大する。被曝線量がわかれば、医師はどの程度の発がんリスクなのか説明可能となり、被曝患者の受診頻度や精神的ストレス軽減に大いに有用である。

2 一般病院外来での被曝医療

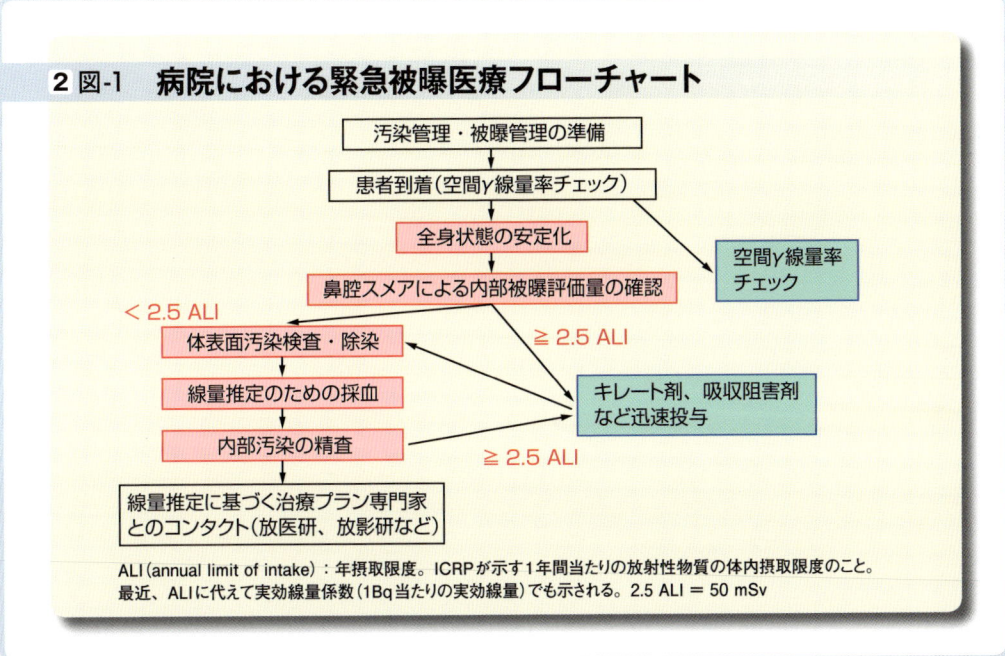

2 図-1　病院における緊急被曝医療フローチャート

ALI (annual limit of intake)：年摂取限度。ICRPが示す1年間当たりの放射性物質の体内摂取限度のこと。最近、ALIに代えて実効線量係数（1Bq当たりの実効線量）でも示される。2.5 ALI = 50 mSv

　被曝医療でも一般の救急医療と同様に、放射線汚染があったとしても、救命処置が最優先される。被曝医療と一般医療との大きな違いは、①汚染サーベイの実施、②体表面・内部汚染の除染、③線量の推定に基づいた医療計画の策定、である。

鼻腔スメアの評価法：鼻腔スメアの測定値（ウェル型シンチレーターで測定）の40倍が、体内に吸入されたと評価される。放射性ヨウ素吸入被曝では、鼻腔汚染から2.5ALI（$2.5 \times 10^6/40 = 6.25 \times 10^5$ Bq）と推定された場合、甲状腺モニター等の精密検査を実施する（年齢別評価は33頁参照）。

　今回の福島原発事故の体表面汚染検査では、GMサーベイメータ10万cpm（1cm体表面から離して測定）をスクリーニングレベルとし、その際の汚染密度は400Bq/cm^2、プローブの開口面積20cm^{2}なので、測定量は8000Bqの放射性ヨウ素131であった。

cpmからBqへの変換：校正済みのGMサーベイメータには機種ごとに校正定数（dpm/cpm、あるいはBq/cpm。dpmを60で割ったものがBq）が添付されている。これを使えばcpmからBqに換算できる。ただし、校正に使った線源のβ線エネルギーがヨウ素131やセシウム137と大きく異なる場合には、校正定数の補正が必要になる。電着ウラン線源を校正線源に使っていた場合には、校正定数に4を掛けて使う。

2 一般病院外来での被曝医療

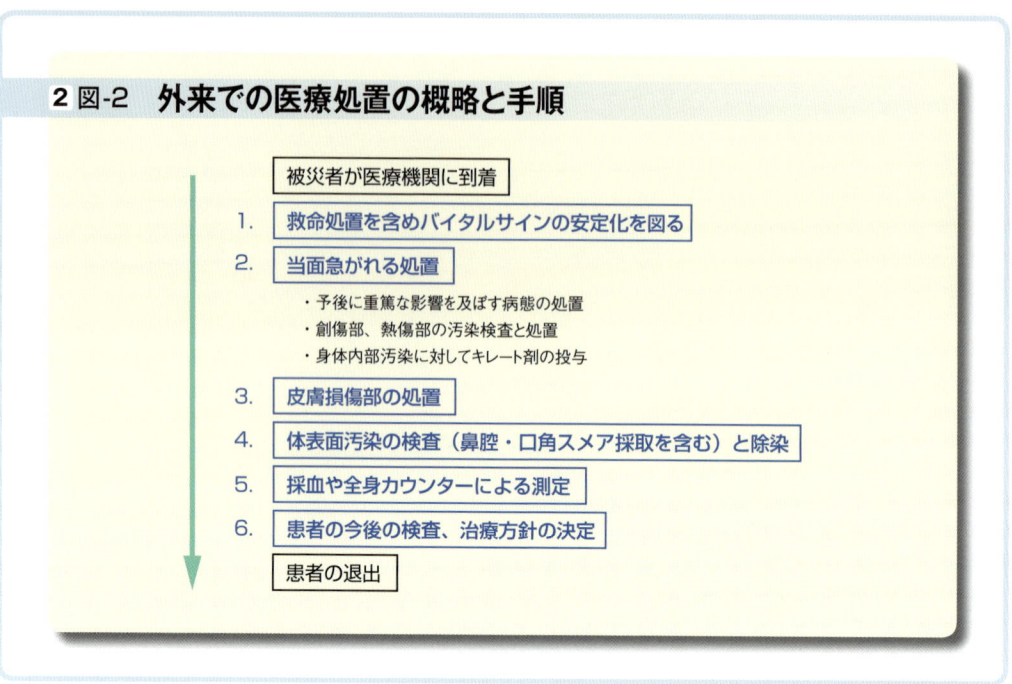

外来での具体的処置には、救命処置を含めたバイタルサインの安定化、損傷部位の処置、汚染検査と除染、治療方針の決定などがある。

放射線被曝患者に対しては、救急医療のトリアージに準じて被曝患者のトリアージを行う。できるだけ複数領域の専門家（放射線科医、救急医、内科医、皮膚科医など）チームを編成し、さらに放射線技師の協力も不可欠である。各種の方法による線量評価、臨床所見、検査結果などに基づいて医療介入の内容を検討し、これを行うのに適切な医療機関を選別する。

医療処置に伴って発生する放射性物質によって汚染したガーゼなども、2次的な体表面汚染、内部被曝、および外部被曝の原因となる可能性がある。それら医療廃棄物をビニール袋などにきちんと入れ、管理すれば2次的な体表面汚染や内部被曝だけでなく、2次的な外部被曝も防ぐことができる。

2 図-3　医療スタッフの2次被曝 ― 通常の防護策で被曝の心配はない

1999年9月30日、東海村JCOで燃料加工中にウラン溶液が臨界状態に達し、核分裂連鎖反応が発生。3人が大量被曝し2人が死亡。

被曝翌日の放医研での、身体周囲からの放射線量は最大10.1μSvで、医療従事者への被曝は問題にならない。

患者から30cmの距離で、1日8時間、2週間連続で処置を実施したとすると、最大でも約1.2mSv。

医療スタッフは、通常の防護策で被曝を心配する必要はない！

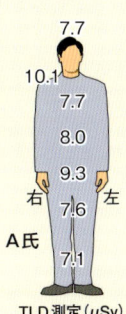
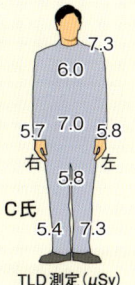

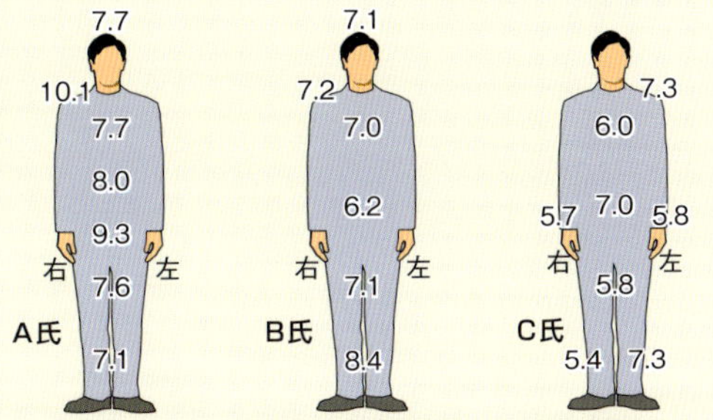

TLD測定（μSv）
1999年10月1日 16:53（30分装着）　A氏

TLD測定（μSv）
1999年10月1日 16:51（30分装着）　B氏

TLD測定（μSv）
1999年10月1日 17:05（30分装着）　C氏

A氏 図-左

部位	測定結果(μSv)
頭部	7.7
右肩部	10.1
胸部	7.7*
腹部	8.0*
下腹部	9.3*
大腿部	7.6*
足部	7.1*

B氏 図-中央

部位	測定結果(μSv)
頭部	7.1
右肩部	7.2
胸部	7.0*
腹部	6.2
大腿部	7.1*
足部	8.4*

C氏 図-右

部位	測定結果(μSv)
左肩部	7.3
胸部	6.0
腹部	7.0
左手	5.8
右手	5.7
大腿部	5.8*
左足	7.3
右足	5.4

TLD：熱ルミネセンス線量計
＊布団上に装着

　東海村JCO臨界事故（56頁参照）など過去の事例から、被曝した患者の診療において、医療従事者が2次被曝や汚染によって、放射線の影響を受けたことはない。医療スタッフは、通常の防護策（30頁参照）で医療行為を行っても2次被曝を心配する必要はない。

2 一般病院外来での被曝医療

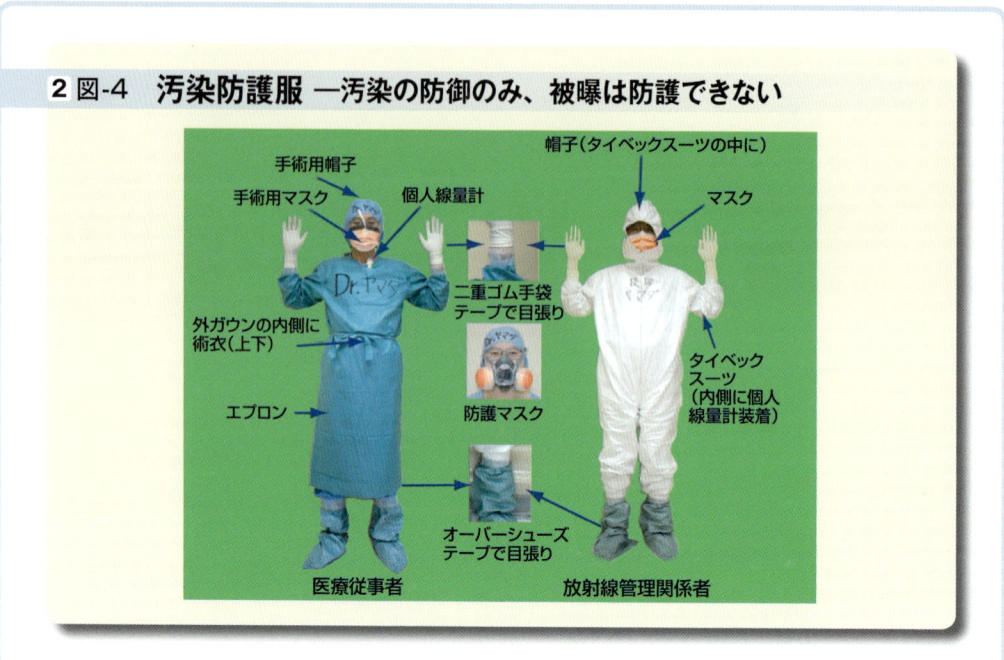

2 図-4 汚染防護服 —汚染の防御のみ、被曝は防護できない

　医療スタッフの2次的な被曝や体表面汚染は、前述のように、基本的にはほとんど問題にならない。しかし、わずかな被曝であっても不必要な被曝はできるだけ低減させる。

　医師や看護師などの医療従事者は、感染症対策と同様、ディスポーザブルの手術着、ゴム手袋、マスク、手術用帽子、シールドなどを着用する。除染処置を行う外来処置室の汚染拡大防止措置としては、放射性物質による汚染が移動しないように紙、ビニールシート、シーツなどで覆って防護する（これを「養生」という）。

放射線事故患者処置時の処置者の装備
①外科手術用装具一式
　スーツ（術衣）、ガウン、帽子、ゴム手袋、マスク、靴下
②必ずしも外科手術で使うとは限らない装具
　眼鏡、靴、防水性靴カバー、（必要により）呼吸保護具
③被曝の評価のための器材
　ポケット線量計（ペンシル型）、アラーム線量計

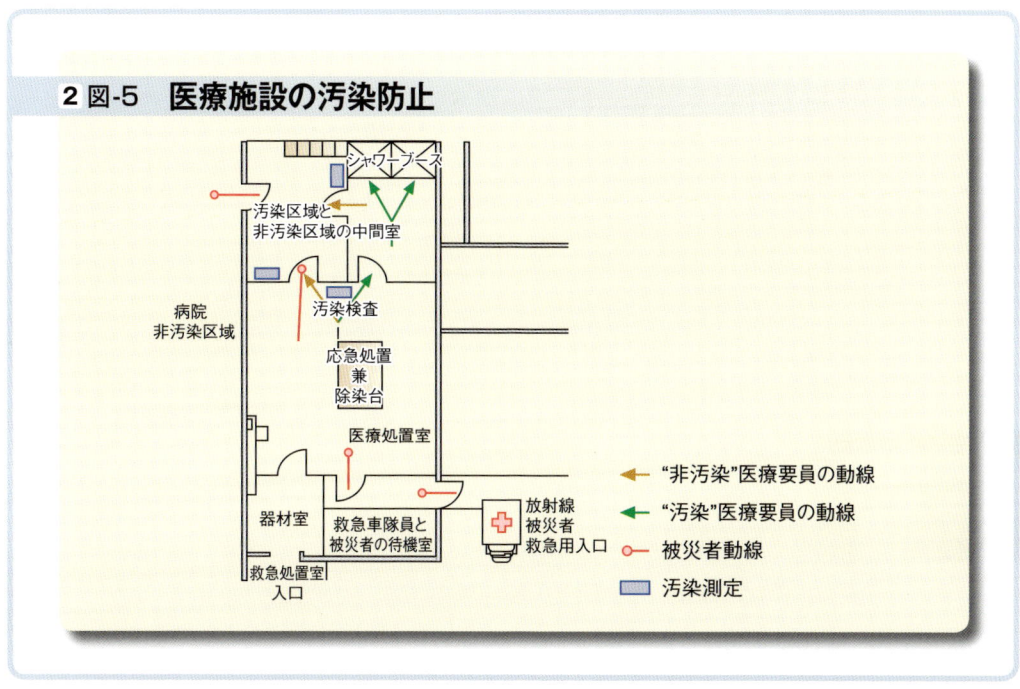

2 図-5 医療施設の汚染防止

　医療施設の汚染防止には、事前の準備と訓練が不可欠である。医療施設への汚染拡散防止のための方策は以下の通り（①〜⑥は患者到着前、⑦〜⑧は患者到着後）。

①放射線管理区域を設定し、非関係者の立ち入りを禁じる。
②患者搬送経路（一方通行）を定め、経路をシートで覆う。
③除染治療室の（独立していない）換気扇を止める。
④必要のない器材は、除染治療室から搬出する。
⑤除染治療室の各種取っ手にカバーをかける。
⑥除染治療室に、汚染物の廃棄容器を準備する。
⑦継続的なモニタリングを行う。
⑧除染治療室から退出する者についてモニターする。

2 一般病院外来での被曝医療

2 表-1 被曝患者への対処―サンプル採取

①**鼻腔スメア（33頁参照）**
左右の鼻腔を湿った綿棒でそれぞれ拭き取り、放射性物質の量を測定する。鼻腔スメア値の約40倍が内部汚染の量と考えられている。

②**汚染部位の拭き取り試料**
汚染核種を確定するため、必要である。

③**尿・便**
内部汚染がある場合には、最低1週間は毎日全量収集し、汚染核種の排泄量を算定する。

④**EDTA採血；3～20ml（HLAタイピング用）**
リンパ球が残存しているうちに採血する。HLA-A、B、C、DR β、DQ β の測定を依頼する。患者本人と家族のHLAタイピングを同時に依頼する。

⑤**ヘパリン採血；3～10ml（染色体分析用）**
採血日は、被曝翌日が最もよい。しかし、被曝後時間が経っている場合でもリンパ球が十分残っていれば検査は可能である。

⑥**全血；10ml**
中性子線被曝の際、放射化Na-24を用いた線量測定に使う。実効半減期が短いので、採血時間を記載しておくことが重要である。

⑦**一般血液検査**
リンパ球、好中球、血小板、アミラーゼの動きを調べるために、被曝当日から第3病日までは、1日2～3回、それ以降は1日1回採血する。

⑧**ESRやTLD用の試料**
歯（前歯は不可）、爪、被曝時に身体に着けていた貝殻のボタンやブローチ、クォーツ時計、厚手の木綿生地、さらには被曝事故現場近辺の白砂糖などを収集し測定する。爪や木綿は被曝後早期に測定する。

ESR：電子スピン共鳴、TLD：熱ルミネセンス線量計

　内部被曝を評価するため、鼻腔スメアを分析に提出する。丸めた濾紙で鼻腔粘膜面を軽く拭い、濾紙に付着した放射性物質を測定する。内部被曝が1ALI（年摂取限度；20mSv）を超える可能性のある患者では、被曝最初期の試料（尿、吐瀉物、便）を冷蔵または冷凍保存しておく。この際、鼻をかんだ紙、使用した綿棒、切除組織も保存しておく。

　内部被曝に対する医療介入（キレート剤投与など）の目安（下限）は、50mSvまたは2.5ALIとされる。鼻腔スメアで α 線量が0.07Bq/sample以上または β 線・ γ 線量が1Bq/sample以上のときは、内部被曝特殊モニタリング（肺モニター、全身カウンター、バイオアッセイ）の適応となる。

2 表-2　外部汚染の除染

外部汚染の除染手順
① 被服を除去する。
　汚染部位はテープで固定し、被服はハサミでカットして除去する。
② 水および洗浄液で洗う。
　皮膚を傷つけないように注意する。まず流水で洗い、次にシャンプーや石鹸で洗う。
　創傷部→顔面→上下肢→体幹部の順序で洗う。
③ 汚染した毛髪はハサミでカットする。
　剃毛してはいけない。
④ デブリードマンが、必要な場合がある。

[除染治療室の条件]
閉鎖式もしくは特殊フィルター付きの空調システム（施設内を陰圧にする）、温水シャワーのほか、互いに離れた出入り口が2カ所あること、電話回線を備えていることが好ましい。

被服の除去と一般的除染処置（洗い）だけで、外部汚染の95％以上を除去し得る。

外来処置での留意事項
① 救命処置を最優先し、次に除染とりわけ内部除染を優先する。
② 外科的処置の場合や血管確保のために注射針を刺入する場合、あらかじめその部位をサーベイして汚染がないことを確認しておく必要がある。
③ 汚染部位の処置では、1カ所の処置が終わるごとに使用した器具を取り替える。
④ 手袋を頻回にサーベイし、汚染があれば交換する。
⑤ 重症度に応じて支持療法を行う。しかし、1Sv以下の被曝では、被曝自体に関しての治療は必要ない。
⑥ 患者の心理的サポートも考慮する。

鼻腔スメアの評価：放射性ヨウ素131　甲状腺預託等価線量係数

	年齢					
	3カ月	1歳	5歳	10歳	15歳	成人
係数（Sv/Bq）	1.4E-06	1.4E-06	7.3E-07	3.7E-07	2.2E-07	1.5E-07
甲状腺50mSvを与える吸入量（Bq）	35,700	35,700	68,500	135,100	227,300	333,300
鼻腔汚染（Bq）（1/40と仮定）	900	900	1,700	3,400	5,700	8,300

(ICRP Publ. 71)

2 一般病院外来での被曝医療

> **皮膚除染の基本**
>
> ① サーベイメータで汚染部位、範囲を確認する。
> ② 濡れガーゼを使用し、中性洗剤で拭き取る。
> ③ 皮膚を傷めないように軟らかいブラシでブラッシングも可能である。
> ④ 頻回にゴム手袋を交換する。
> ⑤ 落ちにくい部位はオレンジオイル、オキシドール®、EDTA入りシャンプーで洗う。
> ⑥ 顔に近い部位の除染の際は、洗浄液が顔に飛ばないように配慮する(患者の顔にシールドを置くのが推奨される)。
> ⑦ 髪の毛は中性洗剤と少量の水を含ませたガーゼで拭き取る。排水の管理が可能であればシャワーを用いてもよい(髪の毛を切ってもよいが、剃ってはいけない)。
> ⑧ 一通り除染が終了したら、サーベイメータにより除染効果を確認する。
> ⑨ 残存汚染があれば再度除染を行う。
> ⑩ 除染後は、皮膚が荒れているので保護クリームを塗る。
> ⑪ 残存汚染がある場合は、テガダーム®などで汚染の拡散を防止する。
>
> (原子力安全研究協会.緊急被ばく医療ポケットブック.より一部改変)

皮膚汚染に対する除染方法:皮膚または創傷の汚染が、直ちに患者や医療従事者の生命にかかわることはない。通常の外傷治療を優先し、患者の除染は医学的に安定化された後に行う。

　除染に当たっては、可能な限り多くの汚染物質を、皮膚を傷つけず穏やかに除去することを目標とする。すべての汚染を除去するのは困難な可能性があり、汚染レベルを確認しながら除染を行い、汚染レベルが下がらなくなったら除染を中止する。

3 症状・徴候からの被曝線量の推定

3 表-1　急性放射線症候群の重症度と症状

症状と治療方針		軽症 (1～2Gy)	中等症 (2～4Gy)	重症 (4～6Gy)	重篤 (6～8Gy)	致死的 (>8Gy)
嘔吐	発現時期 発現頻度	2時間以降 10～50%	1～2時間後 70～90%	1時間以内 100%	30分以内 100%	10分以内 100%
下痢	発現時期 発現頻度	なし —	なし —	軽度 3～8時間 <10%	重度 1～3時間 >10%	重度 数分～1時間 ほぼ100%
頭痛	発現時期 発現頻度	軽微 — —	軽度 — —	中等度 4～24時間 50%	重度 3～4時間 80%	重度 1～2時間 80～90%
意識障害	発現時期 発現頻度	なし — —	なし — —	なし — —	可能性あり — —	意識消失 数秒～数分 100%
体温	発現時期 発現頻度	正常 — —	微熱 1～3時間 10～80%	発熱 2～3時間 80～100%	高熱 1時間以内 100%	高熱 1時間以内 100%
治療方針		外来フォロー	総合病院入院 必要に応じ 専門病院	専門病院で 治療	専門病院で 治療	緊急入院 造血幹細胞移植を 含めた先端医療

(IAEA/WHO Safety Reports Series No.2:Diagnosis and Treatment of Radiation Injuries, 1998. より改変)

あらかじめ線量計を装着していなければ、照射量の直接評価が困難である。多くの場合、外部被曝線量は被曝に対する生体の反応から推測することになる。前駆症状の出現時期は外部被曝線量の早期推定に役立つ。他覚所見の出現は、概して大量被曝の徴候といえる。

チェック項目：血圧（低血圧の有無）、体温、脈拍、呼吸数、酸素飽和度、意識レベル、呼吸器、消化器（血便）、唾液腺（腫脹や圧痛）、口腔粘膜（充血）、神経（脱力、感情鈍麻、高度の興奮、運動失調）、皮膚（紅斑）、眼症状

大量被曝、致死的被曝の際の初期症状／所見
①昏睡　②発熱　③めまい　④けいれん　⑤見当識障害　⑥軽度から重度の低血圧
⑦リンパ球数<300/mm³　⑧重症の脱水または電解質異常

3 症状・徴候からの被曝線量の推定

3 表-2 急性放射線症候群の重症度と血球数

	軽症 (1〜2Gy)	中等症 (2〜4Gy)	重症 (4〜6Gy)	重篤 (6〜8Gy)	致死的 (>8Gy)
リンパ球数 ($\times 10^3/mm^3$)	0.8〜1.5	0.5〜0.8	0.3〜0.5	0.1〜0.3	0.0〜0.1
顆粒球数 ($\times 10^3/mm^3$)	>2.0	1.5〜2.0	1.0〜1.5	≦0.5	≦0.1
血小板数 ($\times 10^3/mm^3$)	60〜100	30〜60	25〜35	15〜25	<20
下痢	なし	なし	まれ	被曝後 6〜9日に出現	被曝後 4〜5日に出現
脱毛	なし	中等度、被曝後 15日以降に出現	中等度ないし完全 11〜21日に出現	完全 11日以前に出現	完全 10日以前に出現
その他症状	倦怠感 衰弱	発熱、感染 出血、衰弱	高熱、感染 出血	高熱、嘔吐、めまい、見当識障害、血圧低下	高熱、意識障害
致死率	0	0〜50%	20〜70%	50〜100%	100%
死亡時期		6〜8週以降	4〜8週以降	1〜2週以降	1〜2週
潜伏期(日)	21〜35	18〜28	8〜18	≦7	なし
治療方針	入院不要 予防処置	入院必要 14〜20日以降 専門的予防処置 10〜20日以降 無菌室に隔離	緊急入院 7〜10日以降 専門的予防処置 入院当初より 無菌室に隔離	緊急入院 被曝当日より 専門的予防処置 入院当初より 無菌室に隔離	緊急入院 対症療法のみ または、造血幹 細胞移植

(IAEA/WHO Safety Reports Series No.2 : Diagnosis and Treatment of Radiation Injuries, 1998. より改変)

末梢血リンパ球数は、初期における被曝線量を推定する上で有用である。

被曝後24〜48時間のリンパ球数からの被曝線量と致死率の推定

リンパ球数 (/mm³)	吸収線量 (Gy)	致死率 (%)
3000	0〜0.25	−
2000	1〜2	>5
400〜1200	2.0〜3.5	<50
100〜400	3.5〜5.5	50〜99
0〜100	>5.5	99〜100

被曝後24〜48時間で、リンパ球数は低下し、アミラーゼ値はピークに達する。0.5Gy以上の被曝でアミラーゼ上昇、1Gy以上の被曝でリンパ球減少がみられる。

ルーチン検査：一般生化学検査（尿酸、BUN、クレアチニン、電解質を含む）、血算、CRP、一般尿検査、便潜血検査、胸部X線検査、心電図検査など

患者収容初期における外部被曝線量評価：自覚症状の出現時期および末梢血リンパ球数が有用であり、正確な被曝線量評価にはリンパ球培養による染色体異常分析が有用である。急性放射線症候群は一般に早期には出現せず、他覚所見の多くは患者の被曝線量が非常に多量であることを示す指標となるにすぎない。

4 内部汚染の評価と除染

4 表-1　放射性核種による汚染時の選択薬剤

核　種	直後の処置	考慮すべき薬剤	注　意
アメリシウム（α） (Am) Americium	DTPA	DTPA、EDTA	可及的早期にキレート化を行う。DTPAが入手困難ならばEDTAを用いる。
セシウム（β、γ） (Cs) Caesium	プルシアンブルー、洗浄、下剤	プルシアンブルー、Fe4[Fe(CN)6]3	半減期が30年と長く、環境中に長らく留まる。体内から約100日の半減期で排泄される。
ヨウ素（β、γ） (I) Iodine	KI	KI	できるだけ早くヨウ化カリウム130mg（ヨウ素として100 mg）を飲ませる*。
マンガン（X、γ） (Mn) Manganese	洗浄	DTPA	陰イオンとして存在するMnは治療不可能。
プルトニウム（α、γ） (Pu) Plutonium	DTPA	DTPA、EDTA、DFOA	DTPAが入手困難ならば、EDTAを用いる。早期にはDFOAも用いられる生物学的半減期は、肝で40年、骨は100年である。フィルムバッジでは測定できない。
ルテニウム（β） (Ru) Ruthenium	洗浄、下剤	クロールサイアジド、DTPA	クロールサイアジドは尿中排泄を増す。DTPAの効果は一定しない。
トリウム（α、γ） (Th) Thorium	DTPA	DTPA DFOA	DTPA、DFOAは可溶性成分に有効で、排泄を増加。二酸化トリウムには、有効な治療はない。
ウラン（α、γ） (U) Uranium	DTPA	DTPA 重炭酸ナトリウム	DTPAは4時間以内が有効である。重炭酸ナトリウムは、腎を保護する。
亜鉛（Zn）（β、γ）Zinc	DTPA、洗浄	DTPA	DTPAが入手困難ならば、EDTAを用いる。

DTPA：ジエチレントリアミン5酢酸、EDTA：エデト酸カルシウムニナトリウム水和物、KI：ヨウ化カリウム、DFOA：デフェロキサミン
＊詳細は38頁参照

　現在、IAEA（国際原子力機関）は、100mSvを包括的な介入レベルとしている。誤飲に対する吸着剤や下剤投与、吸入被曝に対する去痰剤投与といった安全で非特異的な治療は、2.5ALI（50mSv）以下の預託実効線量で行ってもよい。

　難溶性の放射性物質が吸入された場合、気管支肺胞洗浄が除染法として有効である。しかし、気管支肺胞洗浄のリスクを考慮すると、100ALI以上（2Svに相当）の汚染で施行することが推奨される。吸入被曝後3〜4日間は、吸収された放射性物質は喀痰とともに排泄される。気管支肺胞洗浄は自然排泄が終わるのを待って、吸入被曝後5〜7日目に分割して行う。

　DTPAやプルシアンブルーなどの薬品は、放射線医学総合研究所（http://www.nirs.go.jp/index.shtml）に備蓄してある。また、安定ヨウ素剤は、原発立地道県の保健所などに備蓄されている。

> 実効線量：個々の臓器、組織の全身に対する相対的な放射線リスクを考慮した線量である。
> 預託線量：内部被曝を受けてから、将来受ける被曝線量のことである。作業者では、内部被曝を受けてから、以後50年間の預託実効線量を評価し、当該年度における被曝として扱う。

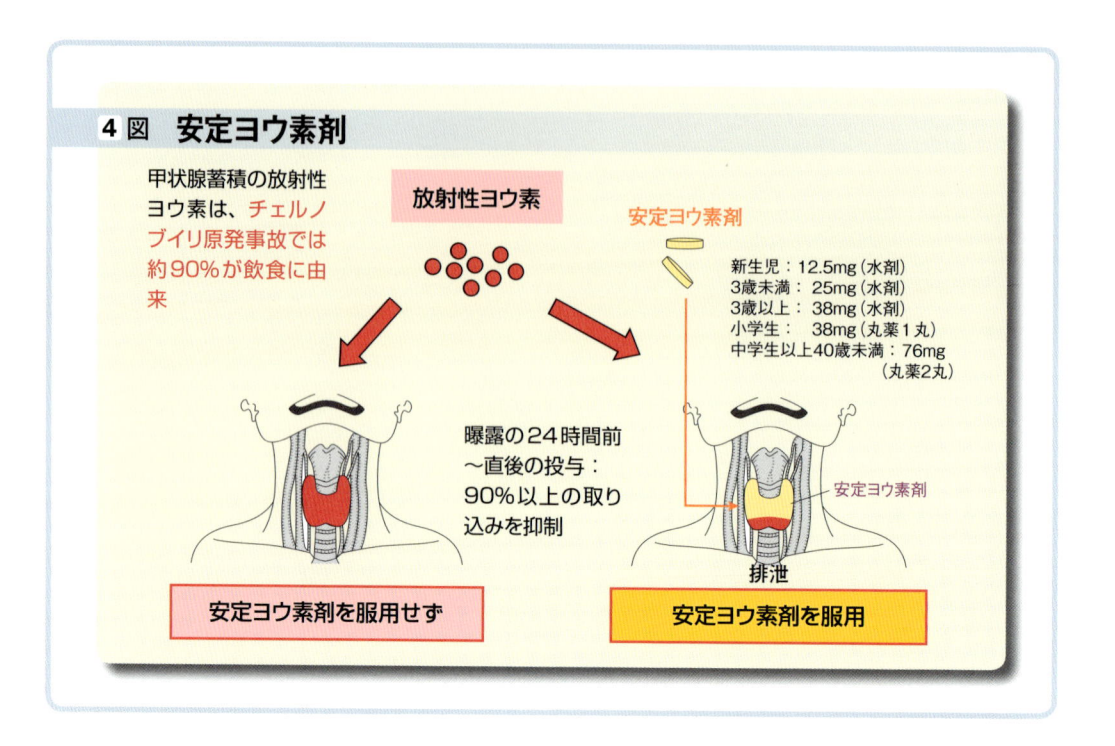

4 内部汚染の評価と除染

4図　安定ヨウ素剤

甲状腺蓄積の放射性ヨウ素は、チェルノブイリ原発事故では約90%が飲食に由来

放射性ヨウ素

曝露の24時間前〜直後の投与：90%以上の取り込みを抑制

安定ヨウ素剤
- 新生児：12.5mg（水剤）
- 3歳未満：25mg（水剤）
- 3歳以上：38mg（水剤）
- 小学生：38mg（丸薬1丸）
- 中学生以上40歳未満：76mg（丸薬2丸）

排泄

安定ヨウ素剤を服用せず　／　安定ヨウ素剤を服用

甲状腺に取り込まれる放射性ヨウ素は、被曝後2時間で約20％、12時間で約70％である。したがって、甲状腺への放射性ヨウ素の取り込みを抑えるためには早期の安定ヨウ素剤の摂取が必要である。放射性ヨウ素の取り込みを抑えるためには、ヨウ化カリウムの投与（1日、ヨウ化カリウムとして100mg、経口）が行われる。ヨウ化カリウムは、被曝後6時間以内、遅くとも12時間以内に投与することが望ましい。

放射線の甲状腺に対する発がん性は成人では低いが、小児では高い。このため、小児では少量の被曝でも安定ヨウ素剤の摂取が必要となる。介入線量レベルは40歳以上の成人が5Svであるのに対し、WHOは40歳未満で100mSv、小児では10mSvとしている。わが国では、予測甲状腺等価線量が100mSvを超す場合に予防的に安定ヨウ素剤の投与を決定する。ちなみに、チェルノブイリ原発事故では50〜100mSvの放射性ヨウ素が降下した地域で甲状腺がんが増加した。チェルノブイリ原発事故の経験から、安定ヨウ素剤投与の安全性が確認されている。

ただし、安定ヨウ素剤投与の禁忌は、①甲状腺機能亢進症の既往ないし現症、②ヨウ素過敏症、③疱疹状皮膚炎（デューリング皮膚炎）、④低補体性血管炎である。安定ヨウ素剤の保存期間は、乾燥冷所保存で5年である。

安定ヨウ素剤の年齢別1回投与量

年　齢	ヨウ化カリウム量（mg）	
	KI液*	KI錠
新生児	16.3（1ml）	－
生後1カ月以上〜3歳未満	32.6（2ml）	－
3歳以上〜7歳未満	48.9（3ml）	－
7歳以上〜13歳未満	－	50（1丸）
13歳以上〜40歳未満	－	100（2丸）

*KI 81.5g／注射用水 2500ml＋単シロップ 2500ml

年齢別にみた安定ヨウ素剤による予防の得失

年　齢	甲状腺がん予防効果	副作用	リスク対効果
新生児（生後1カ月）	きわめて大きい	＋＋＋	＋
生後1カ月以上〜18歳未満	大きい	±	＋＋
18歳以上〜40歳未満	小さい	＋	＋
40歳以上	ほぼなし	＋＋	－

安定ヨウ素剤の投与時期と効果

安定ヨウ素剤の投与時期	効果
放射性ヨウ素に曝される24時間前	90％以上の抑制効果
放射性ヨウ素を吸入した8時間後	40％の抑制効果
放射性ヨウ素を吸入した24時間後	7％の抑制効果

　安定ヨウ素剤を服用した場合、その効果は1日間は持続するので、原発事故からの避難の場合は1回の服用で十分である。2日目に安定ヨウ素剤の投与を考慮しなければならない場合は、まず避難あるいは防護マスクの着用を優先する。状況により連日服用（7〜14日）することもある。ただし、妊婦、授乳中の母親、新生児、乳児に関しては、連用は可能な限り避ける（FDA〈米国食品医薬品局〉の勧告）。

　安定ヨウ素剤には、丸薬、散剤、内服液（散剤を溶かしてシロップを加えたもの）の3種類の内服薬がある。丸薬は1丸がヨウ化カリウム50mg（ヨウ素量として38mg）に相当する。内服液は調剤し、乳幼児などにはスポイトなどを用いて飲ませる。

4 内部汚染の評価と除染

4 表-2　国際的な安定ヨウ素剤の服用基準

WHO2000年ガイドライン（甲状腺の回避線量）
- 0～18歳未満および妊婦、授乳中の母親：10mSv
- 18～40歳未満：100mSv
- 40歳以上：40歳以上には投与勧告しないこと、ただし確定的影響がでる 5Svを超す場合に40歳以上でも投与
  投与量：12歳以上100mg、3～12歳は50mg、1カ月～3歳は25mg、新生児は12.5mg

IAEA（国際原子力機関）の推奨
- 小児を含めた40歳未満の場合、最初の1週間で50mSv

- 回避可能な被曝線量＝「防護措置をしなかったときの被曝線量」－「防護措置をしたときの被曝線量」
- 予測線量＝防護をせずに屋外に居続けたと仮定したときの線量（甲状腺への線量は小児で最大になる）

　WHOの安定ヨウ素剤投与に関する勧告案（2000年6月）は、チェルノブイリ原発事故後に小児甲状腺がんが多発したことや、ポーランドにおける1750万人に対する安定ヨウ素剤投与経験を踏まえて提出された。この勧告案は、①介入レベルを18歳以下の小児、青年、妊婦、授乳中の母親において10mSvとしたこと、②40歳以上には投与勧告しないこと、ただし確定的影響がでる5Svを超す場合に40歳以上でも投与すること、③投与量は、年齢に応じてきめ細かく設定したことに特徴がある。

　WHOが、①一般集団と特定集団で異なる介入レベルを設定したこと、②介入レベルを10mSvと低く設定したことに対し、IAEAなど国際機関は、新しい基本安全基準（BSS）で小児を含めた40歳未満の場合、最初の1週間で50mSvに改訂している。この背景には、チェルノブイリ原発事故での甲状腺線量評価の誤差が大きいため、10mSvで甲状腺がんが増加する科学的根拠が薄弱なことが挙げられる。

　ポーランドにおける1750万人に対する安定ヨウ素剤投与では、①内分泌的変化（TSH上昇、遊離T4減少）が集団の0.37％に認められ、②頭痛、腹痛、下痢、嘔吐、息切れ、皮疹などの臨床症状が4.64％の子供、4.36％の成人に認められた。勧告に従わない複数回服用が、6％の住民に認められた。安定ヨウ素剤投与による重篤な副作用は小児では観察されなかったが、成人700万人ではヨウ素アレルギーの既往のある喘息患者2名が喘息発作のため救急搬送された。

5 急性放射線症候群の診断・治療

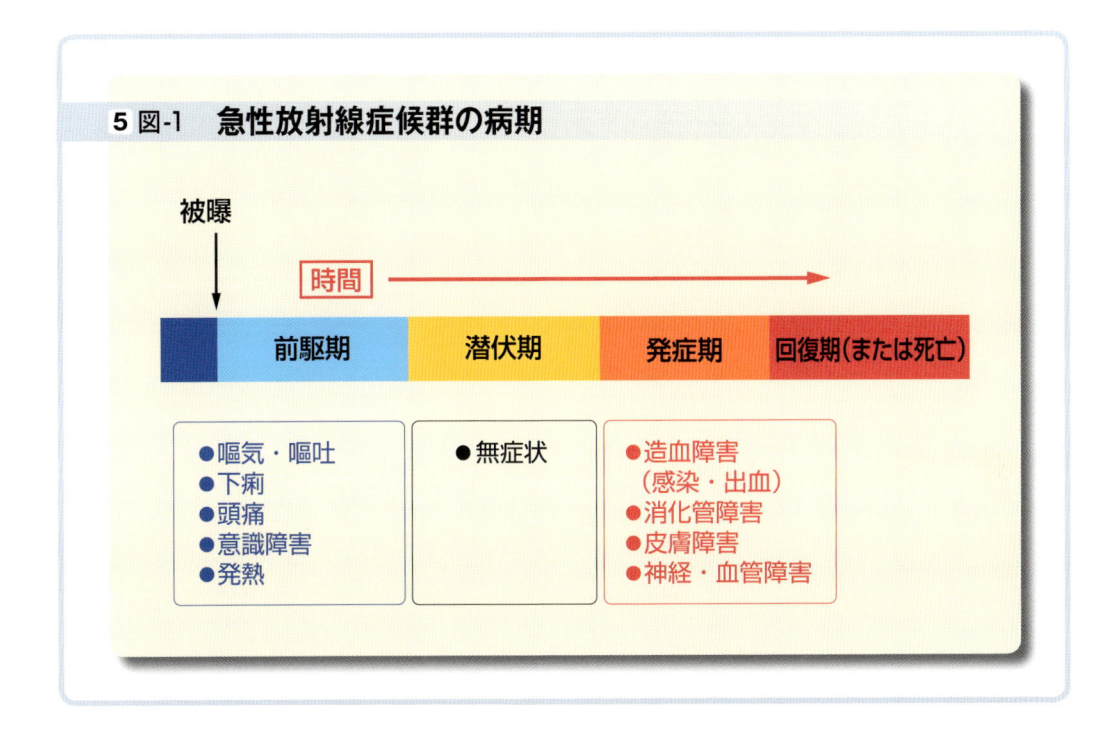

5 図-1　急性放射線症候群の病期

被曝 → 前駆期 → 潜伏期 → 発症期 → 回復期（または死亡）

- 前駆期
  - 嘔気・嘔吐
  - 下痢
  - 頭痛
  - 意識障害
  - 発熱
- 潜伏期
  - 無症状
- 発症期
  - 造血障害（感染・出血）
  - 消化管障害
  - 皮膚障害
  - 神経・血管障害

　高線量の急性全身被曝を受けた場合には、被曝後の時間的経過によって変化する一連の症候を示し、これを急性放射線症候群と呼ぶ。病期は、①前駆期、②潜伏期、③発症期、④回復期に分けられる（23頁参照）。

　前駆期の症状は非特異的で、1Gyでは主な症状は食欲不振、悪心・嘔吐、易疲労感である。4～6Gyでは50％の人で24時間以内に中等度の頭痛が出現する。6～8Gyでは10％以上の人に1～3時間で重度の下痢症状や高熱が出現する。初期紅斑は、3Gy以上で被曝当日や翌日に出現するが、自然に消失する。

　潜伏期は、前駆期からの比較的無症状な時期で、一般的には2日～3週間で期間は線量によって異なる。発症期は、障害を受けた主な臓器（骨髄、消化管、皮膚、神経・血管系）に臨床症状が現れる。

急性放射線症候群の病期と被曝後の時間

病　期	被曝後の時間
前駆期	0～2日
潜伏期	2日～3週間
発症期	2～8週間
回復期	6週間～数カ月

5 急性放射線症候群の診断・治療

5 表-1 全身の被曝線量と主な臨床状態

線 量	主な臨床状態	解 説
0〜1Gy	一般的に無症状	被曝後3〜5週間の白血球数は、正常または被曝前レベルからわずかに減少。
1〜8Gy	造血器症候群（骨髄症候群）	2Gyを上回る全身被曝例：初期には顆粒球増多症、被曝後20〜30日では明確な汎血球減少症がみられる。造血器系の全身的な影響：免疫機能不全、感染性合併症の増加、出血傾向、敗血症、貧血、創傷治癒障害などがある。
8〜30Gy	消化管症候群	早期から重度の悪心・嘔吐、水性下痢などの症状が生じ、被曝後数時間以内に認められる場合も多い。重症例ではショック、腎不全、心血管虚脱を生じる可能性もある。消化管症候群による死亡は、通常被曝後8〜14日で生じる。造血器症候群を併発する。
>20Gy	心血管・中枢神経症候群	被曝後数分以内の灼熱感、被曝後1時間以内の悪心・嘔吐、失調・錯乱の神経学的徴候などが認められる。死亡は不可避であり、通常24〜48時間で死亡する。

　代表的な症候は、造血機能障害、消化管障害、皮膚障害、心血管・中枢神経障害などである。

吸収線量 (Gy)	臨床所見
0.001	影響なし（一般住民の年間許容線量）
0.05	影響なし（放射線作業従事者の年間許容線量）
0.15	精子減少症
2	一時的無精子症
4	造血器障害、ヒトのLD50/60
5	胃腸障害、永久不妊
15	中枢神経症状、死亡

LD50/60：50%の人が60日以内に死亡する線量

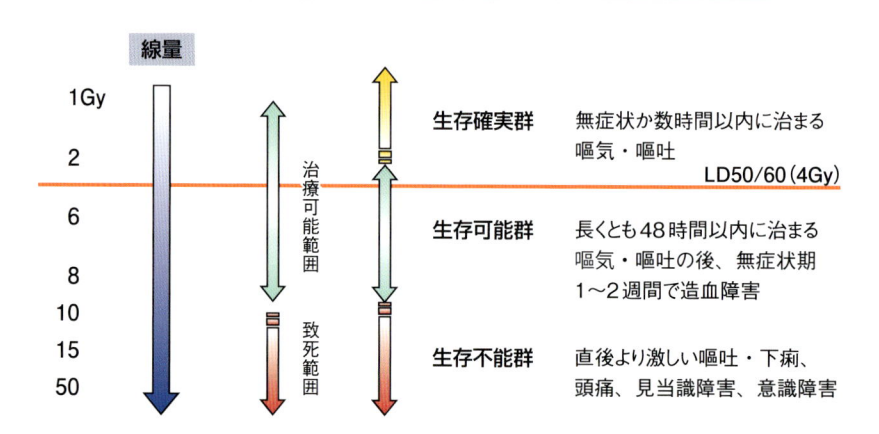

線量			
1Gy	治療可能範囲	生存確実群	無症状か数時間以内に治まる嘔気・嘔吐
2			LD50/60 (4Gy)
6		生存可能群	長くとも48時間以内に治まる嘔気・嘔吐の後、無症状期1〜2週間で造血障害
8			
10	致死範囲		
15		生存不能群	直後より激しい嘔吐・下痢、頭痛、見当識障害、意識障害
50			

図-2 局所の被曝とその臨床症状

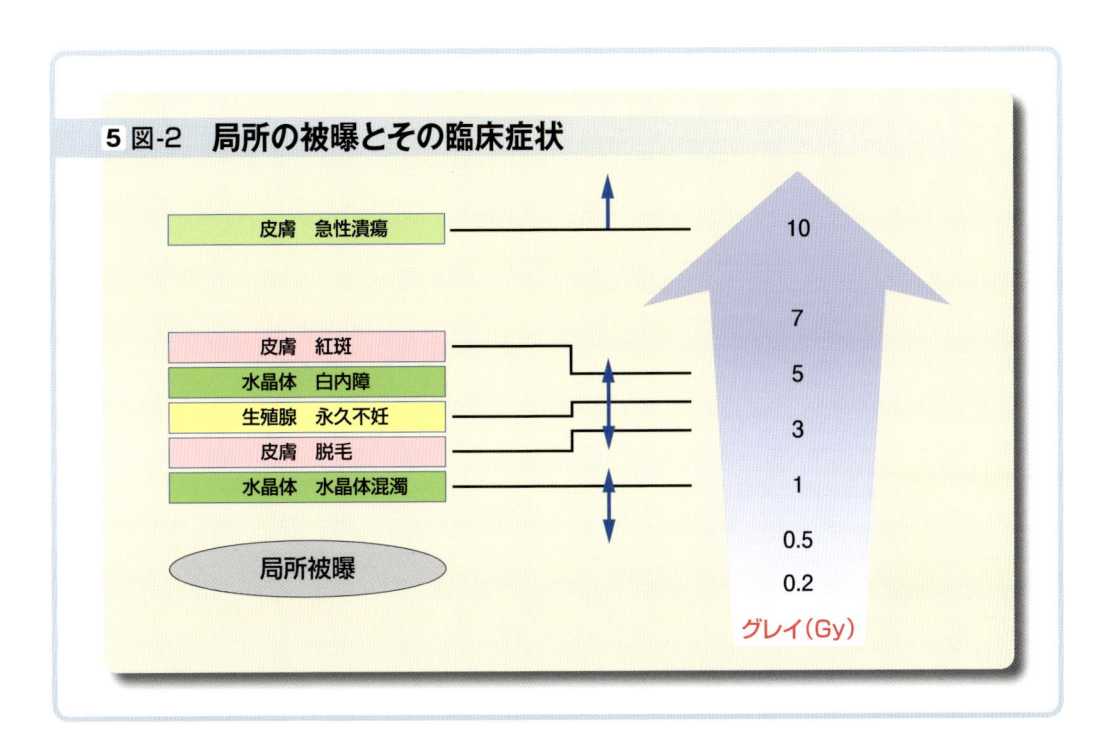

	グレイ(Gy)
皮膚　急性潰瘍	10
	7
皮膚　紅斑	5
水晶体　白内障	
生殖腺　永久不妊	3
皮膚　脱毛	1
水晶体　水晶体混濁	0.5
局所被曝	0.2

局所の外部被曝により熱傷類似の症状が出現する。しかし、熱傷とは病態が全く異なり、放射線による皮膚損傷の程度は表面からの深さではなく、細胞の成熟度によって異なるため注意を要する。湿性びらんは4〜6週間、皮膚潰瘍は6週間以上で出現する。

吸収線量（Gy）	臨床所見
2〜3	皮膚の軽度の紅斑、乾燥した落屑
3〜4	一時的脱毛
＞5	永久脱毛
10〜20	2〜3週の潜伏期の後に2度熱傷様症状を呈する
＞20	急速に出現する紅斑、数時間から数日以内に生じる疱疹と落屑、3度熱傷様症状

急性放射線症候群での被曝線量とLD50/60

生命に直接関係するのは、外部被曝の線量である。広島・長崎の原爆被爆者やチェルノブイリ原発事故被曝患者のデータから、全く治療を受けない被曝者のLD50/60（50％の人が60日以内に死亡する線量）は、3.5〜4.0Gyと推定されている。抗菌薬投与や輸血などの支持療法を受けた被曝者のLD50/60は、4.5〜7.0Gyとされている。集中治療/隔離や骨髄移植を受けた患者では、LD50/60は7〜9Gyと考えられている[2]。

5 急性放射線症候群の診断・治療

5 表-2 急性放射線症候群の基本的治療（支持療法）

全身被曝線量	1～2Gy	2～4Gy	4～6Gy	6～8Gy	＞8Gy
重症度	軽症	中等症	重症	重篤	致死的
医療対応と治療	1カ月間外来で経過観察	入院 できるだけ早く無菌室にて隔離			
		できるだけ早く G-CSF/GM-CSFの投与開始		IL-3 + GM-CSF G-CSF + EPO + TPO	
		広域スペクトルの抗菌薬（潜伏期が終わる頃より開始） 抗真菌薬と抗ウイルス薬（必要に応じて）、SDD（6Gy以上で）			
		成分輸血、必要に応じ血小板、赤血球			
			完全非経口的栄養（第1週より） L-グルタミン、エレメンタリーダイエットの経鼻経管投与 代謝の補正、脱毒素（必要に応じて）		
			血漿交換（必要に応じて第2ないし第3週） DICの予防（必要に応じて第2週）		
					HLA合致同種幹細胞移植（第1週）

SDD：選択的消化管除菌、DIC：播種性血管内凝固症候群
G-CSF：顆粒球コロニー刺激因子、GM-CSF：顆粒球マクロファージコロニー刺激因子
IL-3：インターロイキン3、EPO：エリスロポエチン、TPO：トロンボポエチン

（IAEA/WHO Safety Reports Series No.2：Diagnosis and Treatment of Radiation Injuries, 1998.より改変）

　全身の外部被曝で1～2Gy以下なら、治療はほとんど必要ない。2Gyから入院加療が必要であり、できるだけ早く支持療法を開始する。4～6Gy以上なら、支持療法を行わないと死亡する可能性が高く、集学的治療を選択する。

　急性放射線症候群の出現には日数を要するため、通常、被曝直後において支持療法を必要とすることは少ない。ただし、4～6Gyの被曝では、直後にバクテリアルトランスロケーションが始まるので、早期からG-CSF投与、抗菌薬投与を開始する。被曝の程度が強いほど急性放射線症候群の発症時期は早くなる。

5 表-3 支持療法の詳細

1. **造血器障害の治療**
   - G-CSF（顆粒球コロニー刺激因子）、エリスロポエチン、トロンボポエチン投与
   - 血小板、濃厚赤血球輸血
   - 好中球減少時は無菌室での隔離が不可欠
   - 骨髄移植に備えてHLA型のタイピング（A、B、C、DR、DQ）を検査し、ドナーバンクのサーチを依頼する。

2. **消化管障害の治療**
   - 嘔気や嘔吐には、$5-HT_3$受容体拮抗薬（グラニセトロン、オンダンセトロン、トロピセトロン）が効果的である。
   - 下痢の治療薬はロペミン®が効果的である。
   - 腸粘膜の保存/再生の目的で、アミノ酸、ショ糖、少量の脂肪を投与する。
   - 口腔内の粘膜炎にはGM-CSFの口腔内洗浄が効果的である。

3. **皮膚障害の治療**
   - 紅斑と乾性落屑に対しては、ステロイドを含有するローションやバラマイシン®軟膏
   - 湿性落屑、びらん、潰瘍にはバラマイシン®軟膏、スルファジアジン銀の局所塗布で対応
   - 治療を行いながら上皮の再生が始まるか否かを注意深く観察
   - 健常上皮の再生が困難であると判断された場合には皮膚移植の適応

4. **肺障害の治療**
   - 鎮咳剤、ステロイド（プレドニゾロン 60mg/day）などを投与
   - ペントキシフィリン※の大量療法（ペントキシフィリン 400～900mg/day）
   - ビタミンEも有効の可能性あり

5. **感染症の予防と治療**
   - 24時間後から発症。白血球減少のみならず、リンパ組織（Peyer's patch）も機能不全に関与
   - 定期的に細菌培養検査を行い、感染確認後に広域抗菌薬を投与

※1999年本邦販売中止

全身の2Gy以上の外部被曝での全身管理では、水分・電解質バランス異常の是正や感染症の予防と治療は必須である。下記に概要を示す。

①モニタリング（血圧、心拍数、心電図、中心静脈圧、酸素飽和度、尿量、体重）
②輸液、電解質補正、中心静脈栄養
③止痢薬、制吐薬、鎮痛薬
④造血器障害対策・抗菌薬（全身投与、消化管投与〈「胃腸症候群」を予防するのに有用〉）、抗真菌薬、抗ウイルス薬（アシクロビルなど）、輸血（X線照射）、G-CSF、免疫グロブリン、幹細胞移植、無菌室治療
⑤ステロイド
⑥ドーパミン（昇圧）
⑦ペントキシフィリン（血管内皮細胞障害による末梢循環不全改善）

5 急性放射線症候群の診断・治療

5 表-4 全身被曝患者の予後

吸収線量（Gy）	臨床症状	予後
<0.15	無症状もしくは軽度の悪心・嘔吐	良好
1〜4	軽症の急性放射線症候群、悪心・嘔吐	死亡の可能性あり
4〜6	悪心・嘔吐、下痢、出血、感染、リンパ球の著明な減少	死亡率は、約50%
6〜15	ひどい悪心・嘔吐、衰弱、昏睡、著明な骨髄抑制	救命は困難
>50	電撃性の経過	神経筋、心血管系の虚脱により48時間以内に死亡

被曝患者の予後推定に重要なことは、被曝線量の評価である。

唾液腺およびリンパ球は放射線感受性が高く、経日的なリンパ球数の推移は被曝初期の線量評価に重要な指標となる。被曝後1〜3週の好中球および血小板の動態も線量評価に有用で、不安定型染色体異常頻度を調べる生物学的線量評価法や、衣服、装身具などを用いた物理学的線量評価も不可欠である。

治療が困難な4Gy以上の全身被曝患者を早期に鑑別することが、最も大切である。4〜6Gyの被曝患者では、支持療法を実施しても約50%が死亡する。6Gy以上の被曝患者では、被曝早期に複数回の下痢が観察され、救命は困難となる。

重症度と臓器障害

線量（Gy）	重症度	臓器障害（時期）
1〜2	軽症	骨髄（4〜5週）
2〜4	中等症	骨髄（2〜4週）
4〜6	重症	骨髄（1週以降）
6〜8	重篤	骨髄、消化管
>8	致死的	骨髄、消化管 肺（1〜3カ月以降）
>12〜15		皮膚（2〜3週以降）
>20〜50		中枢神経

III

過去の放射線事故の特性（対応と問題点）

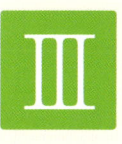

1 放射線事故の種類と規模

1表 世界の主な放射線事故の件数（1994～2006）

臨界事故		20
臨界集合体	8	
原子炉	6	
化学処理	6	
放射線装置		321
密封線源	210	
X線装置	85	
加速器	25	
レーダー発生装置	1	
ラジオアイソトープ		92
超ウラン元素	28	
トリチウム	2	
核分裂生成物	11	
ラジウム	1	
診断・治療	38	
その他	12	
計		433

（米国放射線緊急時支援センター／訓練施設）

　この種類別統計は、REAC/TS（米国放射線緊急時支援センター／訓練施設；オークリッジ、テネシー州）が、250mSv以上の被曝者が発生した事故について分類したものである。

　臨界事故は、原子力エネルギー研究の初期段階とりわけ軍事目的の研究段階で発生している。放射線装置、特に密封線源を用いた事故は、産業界での放射線利用に伴い1960年代以降に増加し、現在でも時々起こっている。密封線源事故は、①品種改良や殺菌のための大型線源を用いた照射施設での被曝事故（放射性コバルト60）、②非破壊検査用の線源による被曝事故（作業員が被曝するほか、紛失した放射性コバルト60や放射性イリジウム192線源を拾った住民が被曝している）、③病院などから盗難にあった医療用照射線源（放射性コバルト60ないし放射性セシウム137）による被曝事故、などが主である。

　X線装置や加速器による事故には、①装置の故障修理の際に作業員が被曝する事故、②装置の制御プログラムの誤作動・誤操作による患者の過剰被曝事故などが含まれる。これまでに、核燃料輸送や核廃棄物輸送中に転覆事故などが起きているが、幸いこれに伴う被曝事故は起きていない。

2 チェルノブイリ原発事故

2 図　事故の概要

チェルノブイリ型炉心崩壊事故
（1986年4月26日）

旧ソ連ウクライナ共和国のチェルノブイリ原子力発電所4号炉で事故が発生。この日、タービン発電機の慣性のみでどの程度発電できるか実験を実施し、原子炉が不安定な状況下でタービンが停止した。

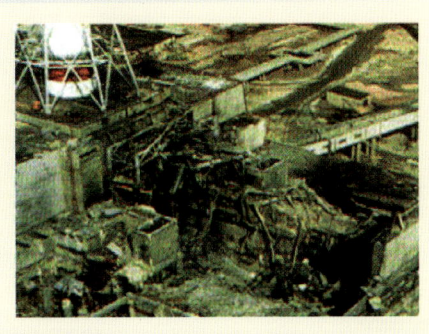

- わずか30秒間に原子炉出力は定格の100倍に達した。
- 水蒸気爆発および水素爆発が起こり、原子炉内の核分裂生成物が放射性プルーム（放射性核種を含んだ気流）とともに大量に環境中に飛散した。
- 高熱黒鉛により火災が生じ、消防士や作業員が重大な被曝を受け、急性放射線症で28人が死亡した。

　チェルノブイリ原発事故では、設計の段階から圧力容器や格納容器といった封じ込め機能が欠如していたため、水蒸気爆発、水素爆発によって炉心を覆っていた蓋が持ち上がってしまい、原子炉が空だき状態になった。さらに、中性子を減速するために燃料棒を取り囲むように配置されていた黒鉛ブロックが火災を起こし、ちょうど練炭火鉢が燃えるような状態になった。

　火災により爆発後10日間にわたり、炉心の放射性物質は旧ソ連に留まらず欧州諸国にも拡散した。この原発事故は、ベラルーシ、ロシア、ウクライナの人々の健康、社会、および経済に甚大な被害を与えた。

旧ソ連による緊急の公衆衛生的対応

　近隣のプリピャチ（Pripyat）市の住民約4万5000人は、事故後（4月26日）直ちに屋内待機と窓閉めを指示された。さらに、すべての幼稚園と学校は屋外活動が禁止され、子供たちには安定ヨウ素剤による予防措置がとられた。線量率がさらに悪化し、4月27日午後2時には、プリピャチ市の住民が避難し始め、同日の午後5時に避難が完了した。風向きの変更で汚染が続いたため、30km圏内の地域に残っていた住民（約9万人）は、数日以内に避難した。放射性ヨウ素131が 1×10^{-7} Ci/L 以上含まれるミルクの使用は禁止された。最終的には、30km圏内のすべての子供たちは、地方の夏の保養地へ送られた。

2 チェルノブイリ原発事故

2 表-1 推定被曝線量

チェルノブイリ原発事故の推定被曝線量[3]

被曝者	数	推定線量
「緊急事態」作業者	60万人	45%が <100mSv 47%が 100〜250mSv 0.02%が >500mSv
30km圏内の避難者*	13万5000人	平均120mSv（30〜500mSv）
「厳重管理区域」住民	27万人	平均60mSv 4%が >100mSv
旧ソ連・欧州地域住民	7500万人	平均6〜7mSv

*放射性ヨウ素131の甲状腺の被曝線量は平均0.3Sv（0.1〜2.5Sv）

事故後70年間に汚染地域の住民が受けると推定される過剰線量の総量 (mSv)[4]

被曝の種類	「厳重管理区域」		その他の汚染地域
	IAEAの推定	旧ソ連当局の推定	
外部被曝	60〜130	80〜160	40
内部被曝	20〜30	60〜240	30〜180
総被曝	80〜160	140〜400	70〜220

自然放射線から受ける被曝量は70年間でおよそ170 mSv

事故後の「緊急事態」作業者は、30km圏内で約60万人で、主な被曝は事故後2カ月間での外部被曝であった。作業者の多くは線量計を装着していなかった。

30km圏内の住民約1万3500人は、避難前に甲状腺や他の臓器に高い線量の被曝を受けた。一方、約500万人の30km圏周囲の住民は、事故後の数日から数週間に比較的高い線量を被曝し、その後も低線量の外部および内部被曝を受けた。欧州諸国の住民は自然界から発せられる放射線のバックグラウンド線量の最大50%増までの被曝を受けたと推定されている。

2 表-2 健康被害状況 [5) 6) 7)]

大量被曝作業者の急性放射線障害（134人）
- 大量被曝患者134人中、直後（3カ月以内）に28人が死亡
- 1987〜2004年に、19人が種々の原因で死亡

「緊急事態」作業者登録リストの追跡調査（約24万人）
- 固形がんで116人、心血管系疾患で110人が死亡
- 白血病での死亡が24例報告（平均被曝線量：115mSv）
- ウクライナの除染作業者は、18人が急性白血病で死亡（被曝線量：120〜500mSv）
- 高線量（1Sv以上）の被曝群で、白血病と白内障の罹患率が上昇

（United Nations Scientific Committee on the Effects of Atomic Radiation〈UNSCEAR〉2008年報告書）

約5000人の小児・青年期甲状腺がん患者のうち、16人死亡（0.3%以下）
- チェルノブイリ事故の数年後から、小児甲状腺がんの罹患率が上昇
- 悪性度が低く、潜伏期間が長く、男女比が低い傾向（手術後の予後は良好で、99%が生存）
- 内部被曝による甲状腺がんリスクは、外部被曝の約半分
- 1万人の子供が100mSvの甲状腺被曝を受けた場合、数年後より毎年0.2人（5年に1人）甲状腺がんが増加
- ベラルーシ、ウクライナはもともとヨウ素欠乏地域で、その影響もあると考えられている

- 高線量地域60万人のうち、約4000人の固形がん
- 低線量地域500万人のうち、約5000人の固形がんの発生が予想

→ 因果関係や実際の数は正確には把握できない

自然放射線の数倍の低線量（0.3mSv〈ベラルーシ、ロシア、ウクライナ住民〉〜30mSv〈避難民〉）被曝者の生活は事故により障害されたが、放射線医学的立場からは個々人の健康に問題はない。

事故直後、チェルノブイリ原発の職員や救助チームは、臨界を起こしている剥き出しの原子炉から放出されたβ線、γ線や中性子線などから非常に高い線量の外部被曝（1〜15Sv）を受けた。内部汚染に由来する被曝量は、相対的に少量であった。

当初、原発事故での急性放射線症候群の患者数は、悪心・嘔吐、下痢などの症候から237人と見積もられたが、詳細な検討では134人であった。28人は被曝後3カ月以内に死亡したが、全員が6.5Sv以上の被曝線量と推定されている。

被曝後2カ月の間に、13人の患者に骨髄移植、6人の患者に胎児肝細胞移植が行われたが、自己骨髄が回復した1人を除き、全員死亡した。1987〜2004年の間に、19人が種々の原因で死亡した[5)]（予想される通常の死亡率〈1%/年〉と変わらない）。中・長期的な健康への影響は73頁参照。

2 チェルノブイリ原発事故

2 表-3　放射線恐怖症

定義：X線やラジウムの被害に対する病的な不安や恐怖

事故後の恐怖反応：「…何カ月あるいは何年間にもわたって、人々は缶詰のみを食べて生活し、家を離れることもできず、マスクをつけて歩きまわっていた…」「…自殺という結果に至った個人あるいは家族がいた…」などが報告された。

事故後、欧州各国で堕胎が増加

ノルウェー	：3カ月後、妊娠率が減少
デンマーク	：法律上の流産が増加
イタリア	：5カ月後、人工流産が増加(20〜50件/日)
スウェーデン	：合法的な堕胎が増加し、妊娠率が減少

WHOは、広島原爆被爆者の疫学調査を根拠に、100mSv未満の胎児被曝で堕胎は容認されないとの緊急声明を発表した。

　旧ソ連だけでなく欧州各国で堕胎が増加し、四半期の出生数が事故後急激に減少した。放射線に対する過剰不安が、欧州の人々を不合理な健康行動に走らせた。小児、とりわけ事故発生時に胎児であった小児において、行動異常や認知機能の異常が生じた可能性が取りざたされたが、これまでのところ確たる証拠は示されていない[8)9)]。

　ポーランド放射線防護中央研究所のヤウォロウスキ氏は、「人々の健康に対する最も酷い被害は、放射線自体によって引き起こされたものではない。それは身体にではなく、精神に対して引き起こされたものである」と述べている[10)]。心理学的な悪影響は、「直接みることのできない、有害であるかもしれない、その量も計り知れない、しかしながら察せられる恐れ」によってもたらされた。

　このような恐れにより、心理学的な障害を負った者もいれば、飲酒や喫煙の量が増えた者もいるとみられる。これらの間接的な影響により、結果的に、自殺、肝硬変、肺がんなどのリスクが増加した可能性が指摘されている。

広島原爆胎内被爆者の追跡結果：胎児期8〜25週

　　100mSv以下：異常なし　　400mSv以上：小頭症・脳発達障害・知能障害

　1948〜1953年の調査において、妊娠登録した原爆被爆者1万5410人と、妊娠登録した非原爆被爆者5万5870人とを比較検討した結果、死産・新生児死亡率や、新生児・9カ月児の奇形発生に差は認められなかった。

3 スリーマイル島原発事故

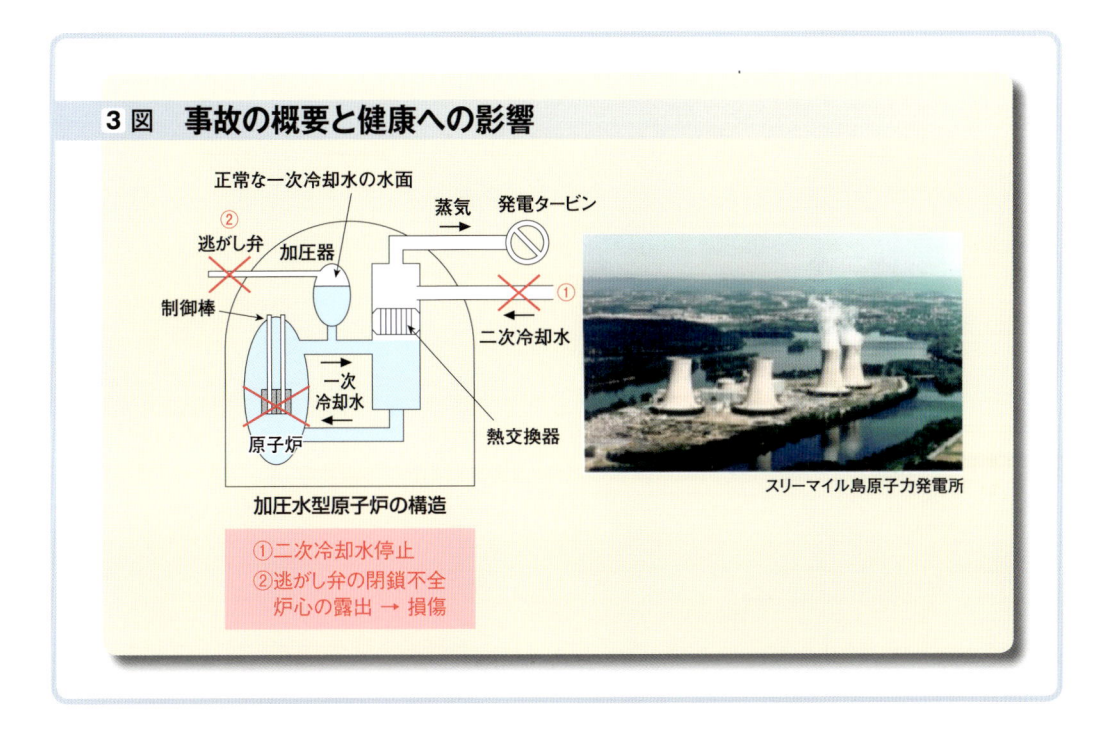

3図　事故の概要と健康への影響

加圧水型原子炉の構造

① 二次冷却水停止
② 逃がし弁の閉鎖不全
　炉心の露出 → 損傷

スリーマイル島原子力発電所

　1979年3月28日、米国ペンシルバニア州スリーマイル島原子力発電所2号原子炉で、複数の要因が重なり炉心の冷却水位が低下、炉心の上部が露出し炉内燃料の融解が起こった。放射性希ガスや放射性ヨウ素などの放射性プルームが大気中に放出されたが、原子炉圧力容器は堅牢であり破壊されなかった。大気中に拡散した気体による被曝線量は低レベル（0.01mSv）で、健康上問題となる被曝はなかった。

　州知事が、半径5マイル（約8km）以内の妊婦と乳幼児の避難勧告を出したところ、それ以外の多くの住民も避難した。情報の混乱や電話の輻輳なども問題となった。周辺地域の人々の事故のストレスに関連する症状として、頭痛、発疹、食欲不振、睡眠障害、心身の苦痛、感情の変化がみられ、特に未婚女性、低学歴者、若年者に多く認められた。

健康への影響

住民の被曝線量（個人平均）		従業員の被曝線量（最大値）	
半径80km以内	0.01mSv	全身被曝線量	48mSv/4カ月
半径8km以内	0.09mSv	甲状腺被曝線量	0.54mSv
プラント周辺	<1mSv		

晩発・遺伝的影響を含めて検出できるような影響は認められない。
放射線被曝の影響より、精神的影響が大きかった。

4 ゴイアニア被曝事故

4図 事故の概要と被害状況

ゴイアニアで起きた放射性セシウム137による汚染事故の概要

調査	12万5000人 以上
	245人に体内/体外汚染
	（54人が治療、20人が入院）
汚染調査面積	2000km²
汚染土壌 および除染ゴミ	200Lドラム缶 1万4500個
	5トンの箱 1470個
	（汚染地域の最高線量：1.2Gy/時間）
入院患者	20人（皮膚障害、体内汚染）
	4人が骨髄障害による出血や感染症で1カ月以内に死亡

6歳の少女、38歳の女性、22歳と18歳の男性が、4週間以内に出血や敗血症などの急性障害で死亡。線量は、4.5～6.0Gyと推定。

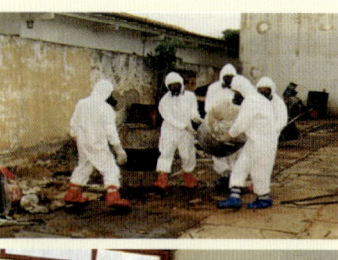

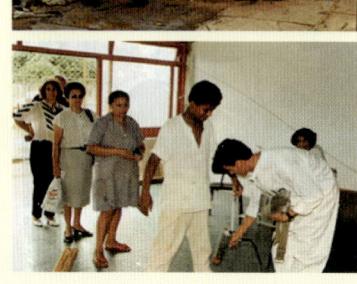

ゴイアニア

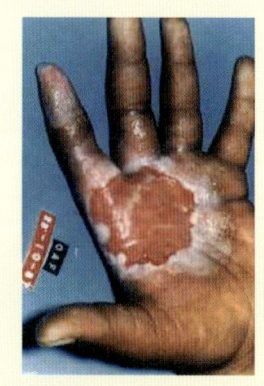

左手掌から第2、3指にかけての損傷。
手掌は広汎な表皮の脱落。

1987年9月、ブラジル・ゴイアニア市で、廃院になった医療施設から金目の物として、放射性セシウム137線源の照射装置が盗み出され、解体された。塩化セシウムの粉が蛍光を発したことにより重宝がられ、住民の間に広く分配され居住地区に置かれたため、広範な環境放射能汚染となり多くの人々が被曝した。

盗難した2人は、2〜3日後から下痢、めまいなどの症状が出現した。1週間後に線源容器に穴を開けることに成功し、この時点から放射能汚染が始まった。その後、2人は線源を廃品回収業者に売却した。業者は暗いガレージの中で線源の粉末が光っているのに気付き、身体によいと考え数日にわたって業者の家族、親類、隣人が粉末を手で触れたり身体に塗ったりした。彼らの体調が次第に悪化したため、青白い粉に原因があると考え、ゴイアニア公衆衛生局に届け出がなされた。

　12万5000人以上に被曝調査が実施され、245人に体内/体外汚染が認められた。54人が治療を受け、20人が入院した。体内に取り込まれた放射性セシウム137の排泄のため、プルシアンブルーが投与された。6歳の少女、38歳の女性、22歳と18歳の男性の計4人が、4週間以内に出血や敗血症などの急性障害で死亡した。その線量は4.5〜6.0Gyと推定された。

　放射性セシウム137はきわめて水に溶けやすく拡散しやすい。周辺で放射能測定が行われ、全放射能は50.9テラベクレル（TBq；テラは1兆倍）だった。特に汚染の著しい7軒の家屋は解体・撤去され、高汚染区域の表土が入れ替えられた。汚染調査面積2000km^2、汚染土壌および除染ゴミは200Lドラム缶で1万4500個、5トンゴミ箱で1470個にも及んだ。汚染地域の最高線量は1.2Gy/時間であったが、大気中や水の汚染は認められなかった。

5 東海村 JCO 臨界事故

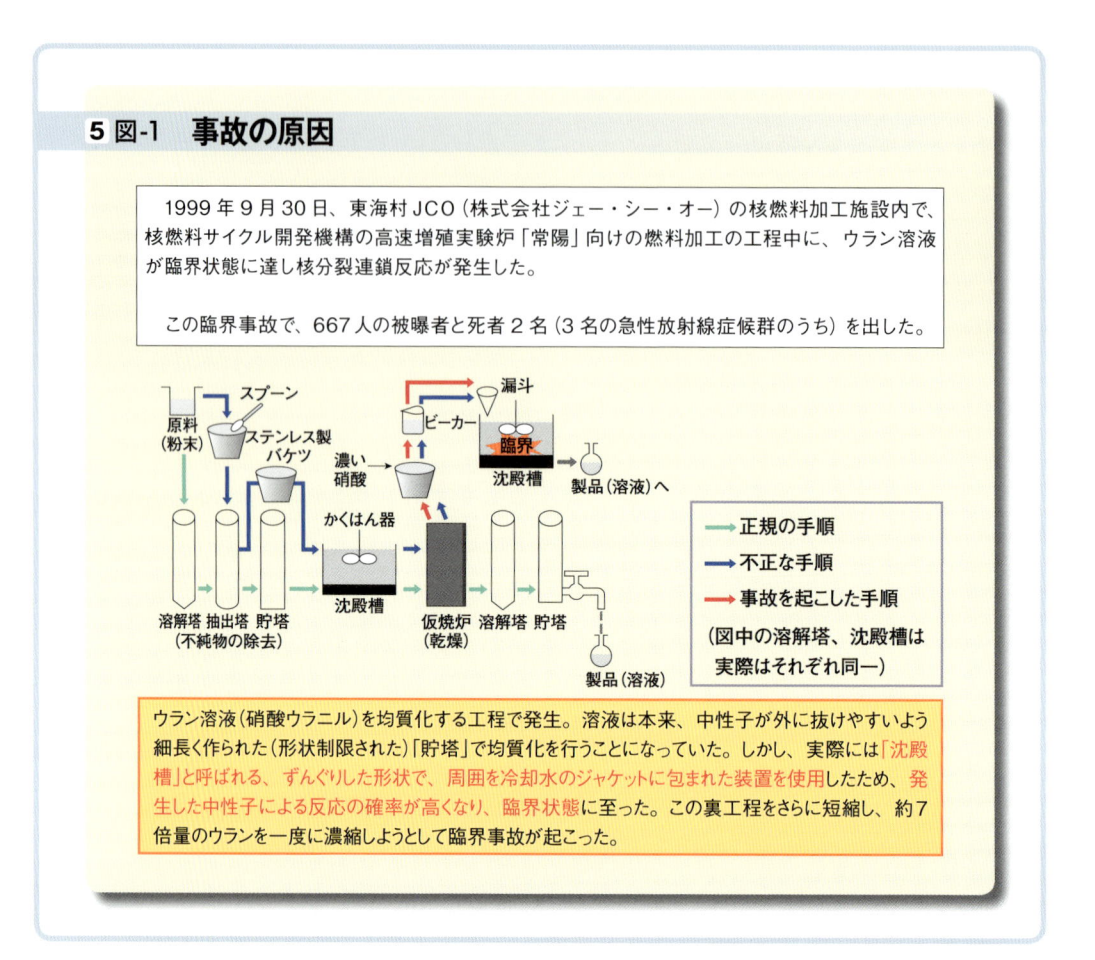

5 図-1　事故の原因

1999年9月30日、東海村JCO（株式会社ジェー・シー・オー）の核燃料加工施設内で、核燃料サイクル開発機構の高速増殖実験炉「常陽」向けの燃料加工の工程中に、ウラン溶液が臨界状態に達し核分裂連鎖反応が発生した。

この臨界事故で、667人の被曝者と死者2名（3名の急性放射線症候群のうち）を出した。

ウラン溶液（硝酸ウラニル）を均質化する工程で発生。溶液は本来、中性子が外に抜けやすいよう細長く作られた（形状制限された）「貯塔」で均質化を行うことになっていた。しかし、実際には「沈殿槽」と呼ばれる、ずんぐりした形状で、周囲を冷却水のジャケットに包まれた装置を使用したため、発生した中性子による反応の確率が高くなり、臨界状態に至った。この裏工程をさらに短縮し、約7倍量のウランを一度に濃縮しようとして臨界事故が起こった。

　3人の作業員は、従来の方法とは異なり臨界防止制限の約7倍量のウランを沈殿槽で一度に均一化しようとした。作業員A氏（16～20Gy以上）が沈殿槽の傍に立ち漏斗を支え、作業員B氏（6～10Gy）が上から硝酸ウラニル溶液を注ぎ込んでいる最中に溶液が臨界に達した。作業員C氏（1.0～4.5Gy）は壁を隔てた廊下にいた。臨界が起こった瞬間、3人は青白い閃光を見た。

臨界：ウランのような核分裂性物質は、中性子が当たると核分裂反応を起こし、大きなエネルギーを生み出すとともに、2、3個の新たな中性子を生成する。このため、一定量以上の核分裂性物質がある条件下で集まると、生成された中性子が核分裂性物質に当たり次々と核分裂反応を起こし、その反応が持続する。この核分裂が持続されている状態を臨界という。

図-2 事故の経過、被曝状況

1999年9月30日

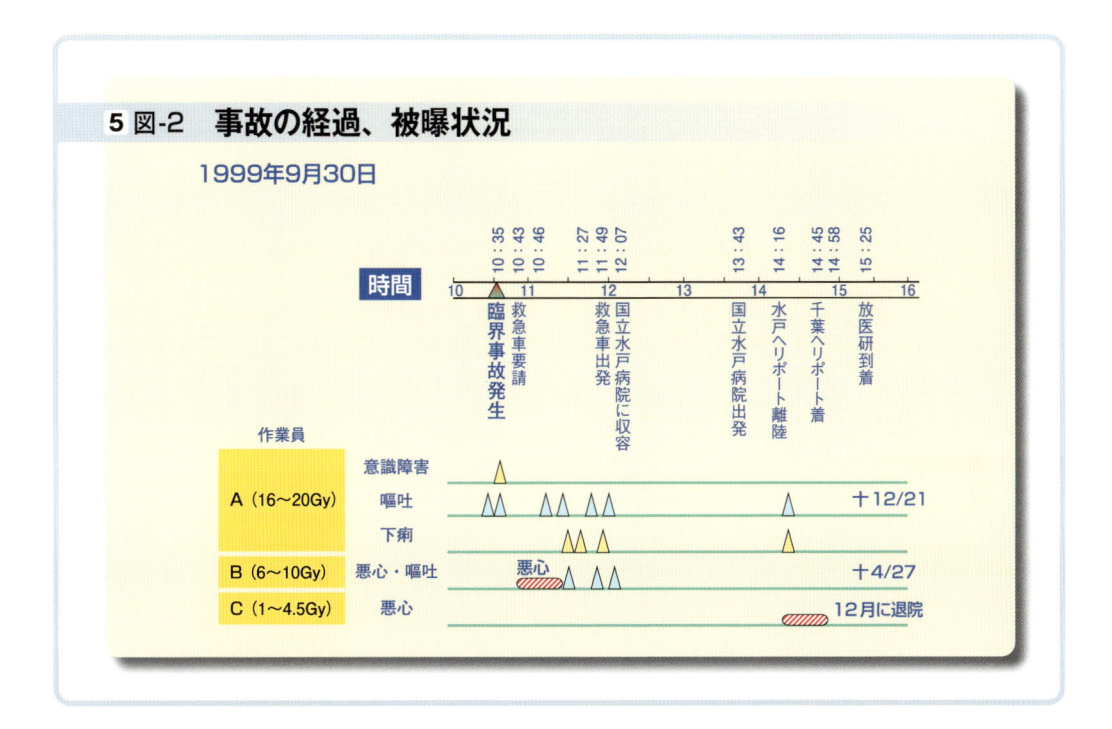

時間	イベント
10:35	臨界事故発生
10:43	救急車要請
10:46	—
11:27	国立水戸病院に収容
11:49	—
12:07	救急車出発
13:43	国立水戸病院出発
14:16	水戸ヘリポート離陸
14:45	千葉ヘリポート着
14:58	—
15:25	放医研到着

作業員
- A（16～20Gy）：意識障害、嘔吐、下痢　†12/21
- B（6～10Gy）：悪心・嘔吐　†4/27
- C（1～4.5Gy）：悪心　12月に退院

　臨界の直後からA氏は嘔吐、下痢を発症、B氏も1時間以内に嘔吐した。A氏とB氏は、その被曝線量から骨髄機能不全が予想され、造血幹細胞移植が必要と判断された。A氏に末梢血幹細胞移植が、B氏には臍帯血幹細胞移植が行われた。しかし、集中治療の甲斐なく、A氏は12月21日に、B氏は翌年（2000年）4月27日に死亡した。C氏は1999年12月に退院した。なお、上記の3名以外の被曝者の被曝線量は、健康に影響が生じることが確認されているレベルよりも低かった。

> **JCO臨界事故での被曝線量**：敷地周辺にいた住民7人（最大15mSv）、JCO社員など56人（最大47mSv）、消防士を含む防災業務従事者60人（最大13mSv）、臨界を止める作業を行ったJCO社員18人（最大45mSv）の被曝線量は、いずれも健康に影響が生じることが確認されているレベルより低いものであった。

福島原発事故の概要と健康被害

IV

1 福島原発事故の概要

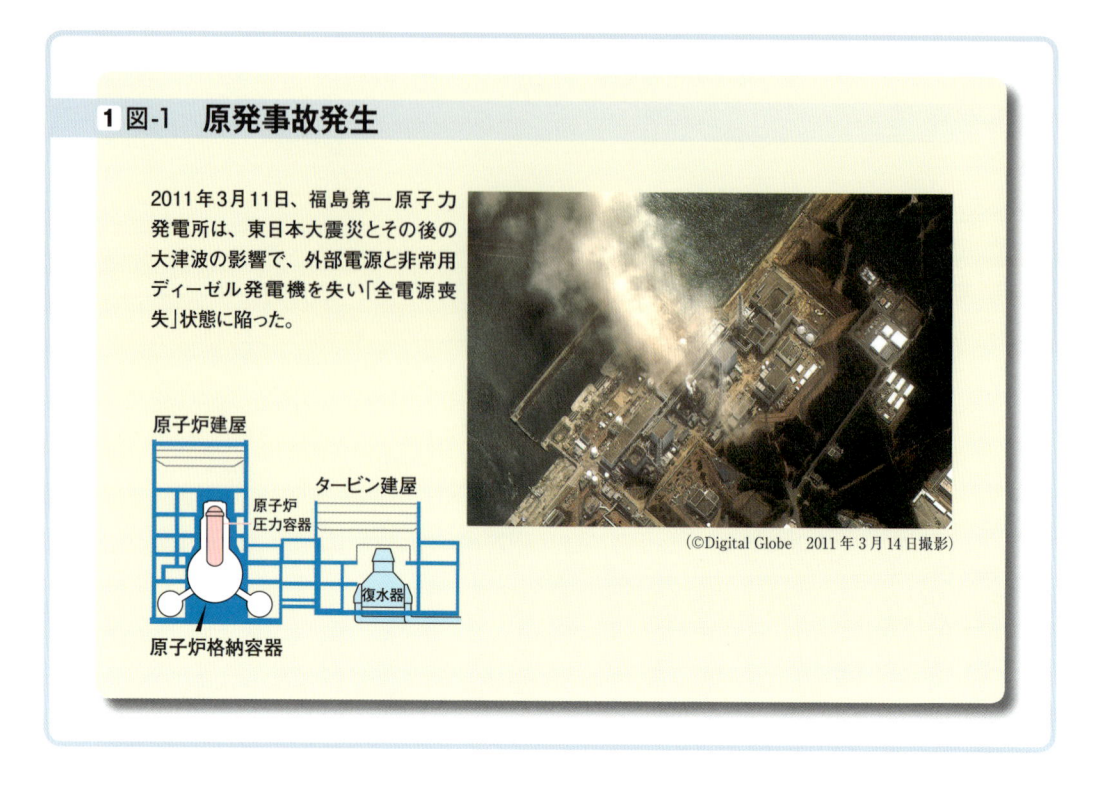

図-1　原発事故発生

2011年3月11日、福島第一原子力発電所は、東日本大震災とその後の大津波の影響で、外部電源と非常用ディーゼル発電機を失い「全電源喪失」状態に陥った。

(©Digital Globe　2011年3月14日撮影)

　原子炉や使用済み核燃料貯蔵プールの冷却水循環機能と非常用炉心冷却装置の機能が完全に喪失した。緊急に燃料棒を冷却する必要が生じ、この注水過程で建屋内での水素爆発や放射性物質の大気中への漏洩が発生し、日本および国際社会に甚大な影響を与えている。

　4月12日、原子力安全・保安院は、今回の福島原発事故について、国際原子力事象評価尺度(INES)に基づく評価を最悪の「レベル7」に引き上げた。

　チェルノブイリ原発事故後に放出された放射性物質量は520万テラベクレル(TBq；テラは1兆倍)で、福島原発事故では77万TBqと推定されている。

> Q：福島原発事故では、核爆発は起こらないか？
> A：広島、長崎に投下された原爆は、100%近くまで濃縮されたウランやプルトニウムが使用された。福島原発で核燃料として使用されたウランの濃度は2〜4%と低く、ウラン燃料棒の絶妙な立体的配置と、水で減速させた熱中性子によってのみ核分裂を永続させることができる。原発の核燃料では、核爆発のような瞬間的な超臨界を起こすことはない。

1 図-2 原子炉の状況

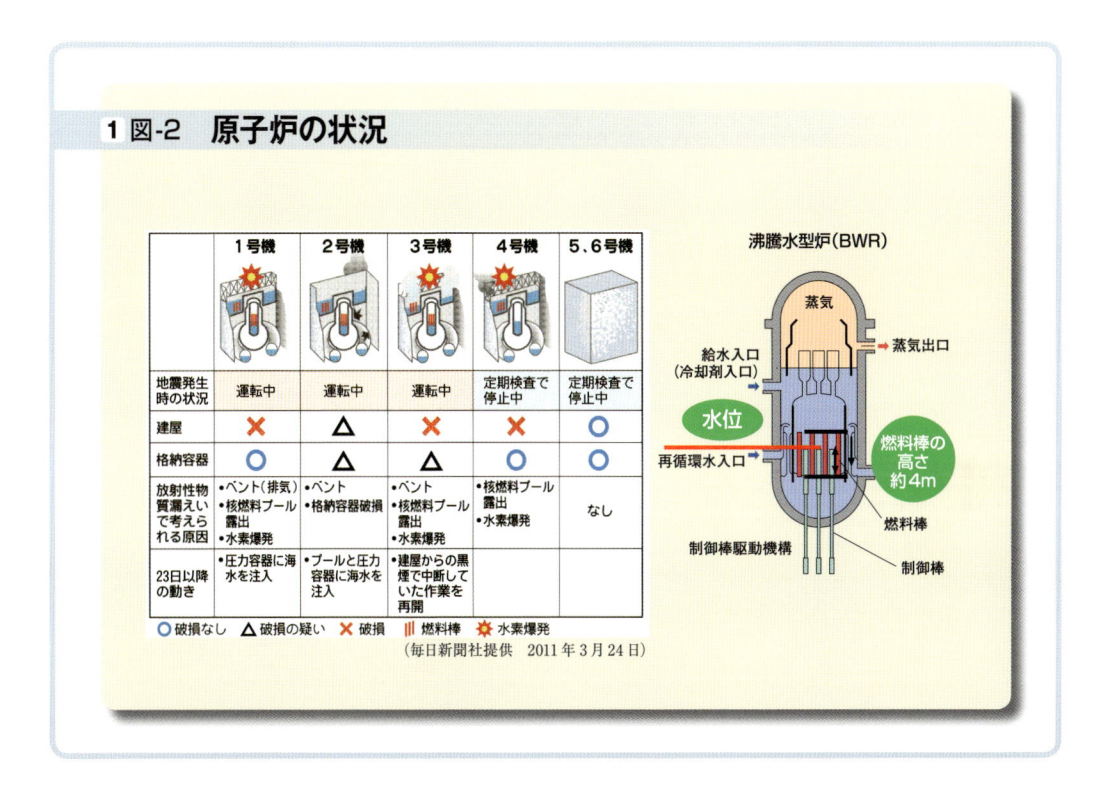

	1号機	2号機	3号機	4号機	5、6号機
地震発生時の状況	運転中	運転中	運転中	定期検査で停止中	定期検査で停止中
建屋	×	△	×	×	○
格納容器	○	△	○	○	○
放射性物質漏えいで考えられる原因	・ベント（排気） ・核燃料プール露出 ・水素爆発	・ベント ・格納容器破損	・ベント ・核燃料プール露出 ・水素爆発	・核燃料プール露出 ・水素爆発	なし
23日以降の動き	・圧力容器に海水を注入	・プールと圧力容器に海水を注入	・建屋からの黒煙で中断していた作業を再開		

○ 破損なし　△ 破損の疑い　× 破損　||| 燃料棒　☀ 水素爆発

（毎日新聞社提供　2011年3月24日）

沸騰水型炉（BWR）

福島原発の原子炉は、沸騰水型原子炉（BWR）というタイプである。このタイプは、原子炉内の燃料棒の周囲は水で満たされ、圧力容器内に収められている。圧力容器は、さらに格納容器に収められている。

発電の原理は、核燃料が核分裂、いわゆる臨界を起こして、その熱により水を沸騰させて蒸気を起こし、その蒸気でタービン建屋のタービンを回して発電するというものである。蒸気は、復水器の海水で冷まして水に戻し、それを循環させている。

今回の事故は、津波による冷却系の破壊により水位が下がり、燃料棒の高さは約4mだが、水位が本来の燃料棒の高さより3分の1ほど低くなった。核燃料棒は空気に触れると自分の発する熱で溶けるので、いわゆる炉心溶融の状態になった。

核燃料や核分裂生成物は、一部は圧力抑制プールの水を通して格納容器内に出て、さらに一部は弁から大気中に放出された。現状（2011年7月現在）では、圧力容器内の水位は低いながらも安定しており、格納容器・圧力容器の圧も保たれ原子炉は安定している。放射性物質の放出も抑えられている。

2 放射線放出の広がり

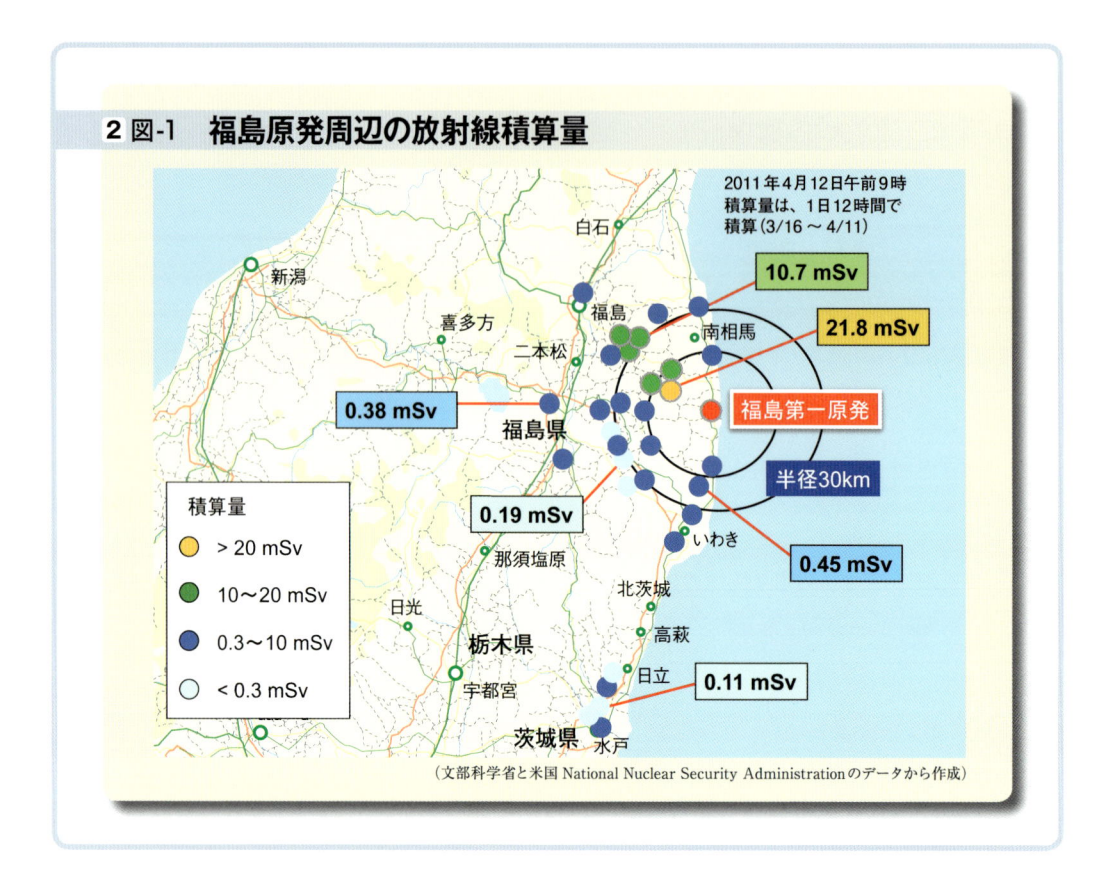

2 図-1　福島原発周辺の放射線積算量

2011年4月12日午前9時
積算量は、1日12時間で
積算（3/16〜4/11）

10.7 mSv
21.8 mSv
0.38 mSv
0.19 mSv
0.45 mSv
0.11 mSv

福島第一原発
半径30km

積算量
- ＞20 mSv
- 10〜20 mSv
- 0.3〜10 mSv
- ＜0.3 mSv

（文部科学省と米国 National Nuclear Security Administration のデータから作成）

　今回の原発事故では、福島第一原発から同心円状に、半径20km圏に「避難指示」、同20〜30km圏に「屋内退避指示」が政府から出され、住民の自主避難が要請された。

　事故から1カ月後の4月11日に、政府は、同心円状ではなく、これまでに測定された放射線量や風向き、地形の影響を考慮して、飯舘村など20km、30km圏外の市町村を「計画的避難区域」に指定した。

　モニタリングで空間放射線量計の数値が随時公表されているが、福島原発の北西方向に放射性プルームが流れ、空間放射線量が高い。例えば、飯舘村の空間放射線量が1時間当たり8.6μSvとすると、1日で206μSvの被曝となり、1カ月間で6.2mSvとなる。飯舘村など30km圏外でも空間放射線量の高い場所では、1時間当たり34.0μSvで、1カ月間で24.5mSvとなるため、政府が定める年間20mSvを超えている（3月14日〜6月22日、東京での累積放射線量は0.2mSvで、東京-ニューヨーク間の飛行機往復時の被曝線量と同程度）。

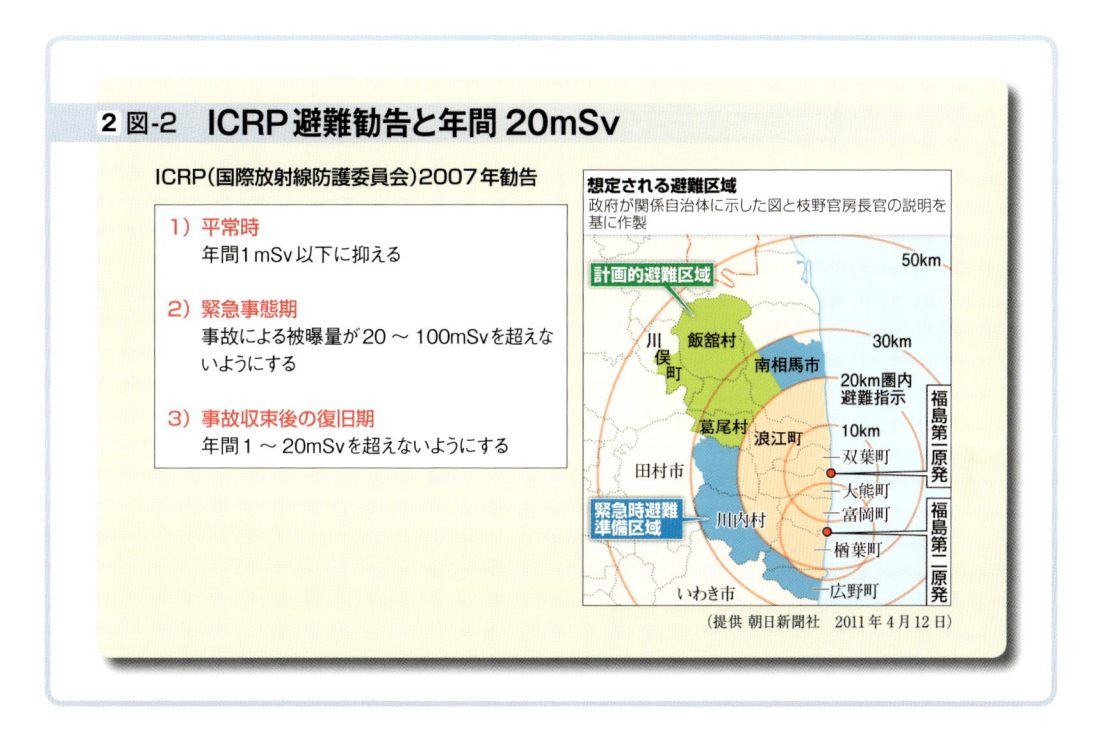

2 図-2 ICRP避難勧告と年間20mSv

ICRP（国際放射線防護委員会）2007年勧告

1) 平常時
   年間1mSv以下に抑える

2) 緊急事態期
   事故による被曝量が20〜100mSvを超えないようにする

3) 事故収束後の復旧期
   年間1〜20mSvを超えないようにする

想定される避難区域
政府が関係自治体に示した図と枝野官房長官の説明を基に作製

（提供 朝日新聞社 2011年4月12日）

　2011年4月12日、東日本大震災からほぼ1カ月後の累積放射線量は、北西方向の飯舘村（緑色部分）は10mSvを超え、30km圏外での「計画的避難区域」に設定された。計画的避難区域とは年間20mSvに達する恐れのある地域で、1カ月以内の避難が望ましいとされる地域である。

　2011年4月19日に文部科学省が出した通知「福島県内の学校の校舎・校庭等の利用判断における暫定的考え方について」では、「児童生徒の受ける放射線量は1年当たり20mSvを超えないようにすべきである」とした。児童生徒が16時間屋内、8時間屋外生活をするとして、1時間当たりに直せば、屋外3.8μSv、屋内1.52μSvが最大許されるとしている。この通知は、ICRP 2007年勧告「緊急事態期の汚染による被曝の基準は、20〜100mSv/年の範囲で設定する」の下限の20mSv/年に準拠している。

　チェルノブイリ原発事故でも確認されているが、事故による汚染の程度は事故現場から同心円状になだらかに低くなるとは限らない。放射性プルームは、窪地などの地形や風向き、降雨の影響などで降下するために、放射線量は同心円状に広がらない。
　今回の福島原発事故では、放射性プルームは北西に流れ、放射性物質が飯舘村の地表面に沈着してその地点の空間放射線量率が高くなったと考えられる。

2 放射線放出の広がり

図-3　SPEEDIによる甲状腺の内部被曝量の試算

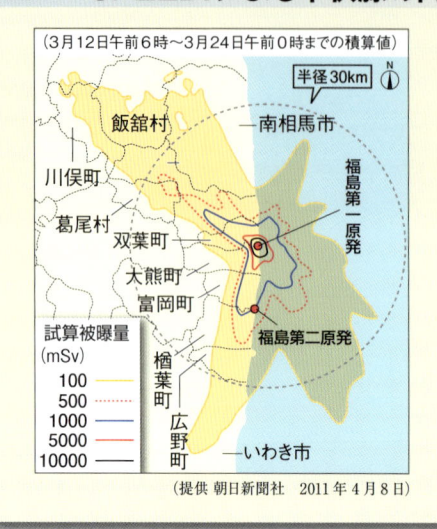

（3月12日午前6時～3月24日午前0時までの積算値）

試算被曝量（mSv）
- 100
- 500
- 1000
- 5000
- 10000

・24時間屋外に居続けたときの評価

・安定ヨウ素剤服用、20km圏域外退去、30km圏屋内待避などにより、実際の甲状腺曝露量はこれより低い

・これまでの小児甲状腺被曝線量の検査では、50mSvを超す児童はいない
　　　　　　　　　　　（2011年7月現在）

（提供 朝日新聞社　2011年4月8日）

　SPEEDI（緊急時迅速放射能影響予測ネットワークシステム）とは、原発から放出される放射性プルームが、どの程度の被曝量があるのか、またどの方向に拡散するのかを迅速に予測する情報提供システムである。

　文部科学省の委託費および19道府県の負担金によって365日24時間、緊急時に備えて運用されている。

　本来は、SPEEDIの拡散予測をもとに、避難区域やどこに救護所を設置するかなどが決定される。しかし今回、「SPEEDIのデータが正確でない」として公表に10日ほどかかり、本来の機能が発揮されず避難区域の決定に有用ではなかった。

3 食品・環境での放射能暫定規制値

3表　食品・飲料水の暫定規制値（食品1kg当たり）

○飲食物摂取制限に関する指標

核　種	原子力施設等の防災対策に係る指針における摂取制限に関する指標値（Bq/kg）	
放射性ヨウ素 （混合核種の代表核種：131I）	飲料水 牛乳・乳製品 注）	300
	野菜類 （根菜、芋類を除く。）	2,000
放射性セシウム	飲料水 牛乳・乳製品	200
	野菜類 穀類 肉・卵・魚・その他	500
ウラン	乳幼児用食品 飲料水 牛乳・乳製品	20
	野菜類 穀類 肉・卵・魚・その他	100
プルトニウム及び超ウラン元素のアルファ核種（238Pu, 239Pu, 240Pu, 242Pu, 241Am, 242Cm, 243Cm, 244Cm放射能濃度の合計）	乳幼児用食品 飲料水 牛乳・乳製品	1
	野菜類 穀物 肉・卵・魚・その他	10

注）100 Bq/kgを超えるものは、乳児用調製粉乳及び直接飲用に供する乳に使用しないよう指導すること。

厚生労働省医薬食品局食品安全部長

放射能汚染された食品の取り扱いについて

平成23年3月11日、東京電力株式会社福島第一原子力発電所事故に係る内閣総理大臣による原子力緊急事態宣言が発出されたところである。
このため、飲食に起因する衛生上の危害の発生を防止し、もって国民の健康の保護を図ることを目的とする食品衛生法の観点から、当分の間、別添の原子力安全委員会により示された指標値を暫定規制値とし、これを上回る食品については、食品衛生法第6条第2号に当たるものとして食用に供されることがないよう販売その他について十分処置されたい。
なお、検査に当たっては、平成14年5月9日付け事務連絡「緊急時における食品の放射能測定マニュアルの送付について」を参照し、実施すること。

食安発 0317 第3号
平成23年3月17日

　原子力安全委員会の「原子力施設等の防災対策について」（平成22年8月一部改訂）で、放射能汚染の飲食物摂取制限の「暫定規制値」は、ICRPのPublication 63勧告など国際的動向を踏まえて設定されている。この指標で摂取制限すべき放射性物質として、①放射性ヨウ素、②放射性セシウム、③ウラン、④プルトニウムの4種類を選定している。

　1日の摂取量（成人の場合）を、①飲料水1.65L、②牛乳・乳製品200g、③野菜類600g、④穀類300g、⑤肉・卵・魚・その他500gを1年間摂取し続けても、放射性ヨウ素131で甲状腺での被曝線量が50mSv、放射性セシウムでは全身の被曝線量が5mSvを超えない量に設定されている。なお、放射性ヨウ素に関しては、

3 食品・環境での放射能暫定規制値

減衰により飲食物の汚染レベルが低下することを考慮に入れて規制レベルが設定されている。

1年間摂取し続けた場合の健康に影響を及ぼす量は100mSvとされており、かなり余裕のある上限値に設定されている。

放射性ヨウ素131

1歳未満の乳児の粉ミルク・水については、100Bq/kgに規制されている。日本産科婦人科学会は、母親が300Bq/kgの水道水を2L飲んで、生後3カ月の乳児に1日800mlを哺乳させたときの乳児の被曝量は約250Bq/kgと推定し、健康被害は起こらないとしている（胎児では母親からの移行分は1.5倍と換算）。この評価は、母親の摂取した放射性ヨウ素の40％が母乳に移行するという非現実的なものになっているため、いわゆる「安全側」に立った評価である。たとえこの状況が1カ月続いたと仮定しても、乳児の甲状腺被曝線量50mSvを超すことはない。

穀類、肉類などが未設定とされているのは、放射性ヨウ素は半減期が短く、これらの食品においては、食品中への蓄積や人体への移行が小さいからである。

放射性セシウム137

放射性セシウムの半減期は30年（生物学的半減期は60日）。長く残留するので、検査の対象となる食品の品目を増やして、どんな組み合わせで食べても合計が安全な量に留まるように設定されている。

1kg当たりの食品・飲料水の暫定規制値（Bq）

	放射性ヨウ素	放射性セシウム
飲料水	300	200
牛乳	300	200
野菜類	2000	500
穀物類	未設定	500
肉	未設定	500
魚	2000	500

※ 2011年4月初旬、魚（茨城県沖のコウナゴ）から高濃度の放射性ヨウ素が初めて検出された。想定外のため基準はなく、厚生労働省は魚も野菜と同じ基準値にした。

大幅に基準を超えた水や食品を摂取し続けた場合、放射性ヨウ素131でいえば甲状腺被曝線量が50mSvを超える恐れが出てくるため、基準値を超えたものについては法律に基づいて出荷を制限している。

今回の厚生労働省の基準は、食品の安全基準を定めた食品衛生法において放射能の基準がないために取られた緊急措置であり、現在、内閣府の食品安全委員会では、同法に基づく新たな基準値の策定に向けた議論が進行中である（2011年7月現在）。

　福島県などの農家から、放射性セシウムを含む稲わらが肉用牛に餌として与えられ、出荷された。出荷されたうちの1頭の牛肉から、国の放射能暫定規制値（1kg当たり500Bq）を超える最大2400Bqの放射性セシウムが検出された。

　福島県郡山市の農家の稲わらからは、1kg当たり50万Bqの放射性セシウムが検出されたが、この稲わらは3月11日の東日本大震災以降に水田から集められたために、原発事故直後の放射性物質を含んだ雨に曝されたり、放置された稲わらを集める際に表土の放射性セシウムが付着した可能性が示唆されている。稲わらの表面積は広いため放射性物質が付着しやすく、また、重さが軽いため茶葉と同様1kg当たりの濃度が高くなると考えられている。

　肉用牛が50万Bq/kgの放射性セシウムの稲わらを毎日1kg、3カ月食べ続けた場合、牛肉に含まれる放射性セシウムは1kg当たり約4.5万Bqと推計される。この牛肉を人間が200g食べたときの内部被曝は0.15mSv相当と推計される。

放射性ストロンチウム90

　放射性ストロンチウム90は半減期が29年と長い。チェルノブイリ原発事故の際には、放射性セシウムの約10分の1の濃度で放射性ストロンチウムの土壌汚染が発生した。福島原発事故では、2011年7月現在、放射性ストロンチウム90は、放射性セシウムの約1000分の1と報告されている。他方、高濃度汚染水による海洋汚染が発生したため、海産物への放射性ストロンチウム汚染は厳重に監視していく必要がある。

　放射性ストロンチウムはカルシウムと同じような性質を持っており、食物連鎖により濃縮される傾向が高い。骨に沈着すると骨腫瘍や白血病のリスクを上昇させる。国際的には100Bq/kgの規制レベルが勧告されているが、日本での規制レベルは未定である（2011年7月現在）。

3 食品・環境での放射能暫定規制値

飲料水汚染

東日本大震災から12日後の3月23日、金町浄水場（東京都葛飾区）で乳児の摂取基準を上回る1L当たり210Bqの放射性ヨウ素が検出された。食品スーパーマーケットやコンビニエンスストアではペットボトル飲料水を買い求める人が殺到して売り切れが相次ぎ、「1人当たりペットボトル2本まで」などと販売制限を設けて対応する店も出た。しばらくペットボトル飲料水の品薄状態が続いた。降雨により上空を漂っていた放射性ヨウ素および地表面に降り積もっていた放射性ヨウ素が利根川水系に流れ込み、一時的に金町浄水場の取水を汚染したものと考えられている。

水道水の国の基準は、1L当たり放射性セシウム137で200Bq、放射性ヨウ素131で300Bqである。1L当たり300Bqの水道水は0.0066mSvに換算され、毎日1Lの水道水を1年間飲むと2.4mSvになる。日本人が自然界から受ける放射線量と同程度であり、健康への影響はないものと考えられる。

土壌中の放射性物質

文部科学省は3月23日、福島第一原発周辺で採取した土壌中の放射性物質の調査で、北西約40kmの飯舘村内で土1kg当たり放射性ヨウ素117万Bq、放射性セシウム16万3000Bqを検出した。土壌の放射性物質の量には国の基準値がなく「直ちに退避が必要なレベルではない。しかし、長期的な影響については専門家の考えを聞く必要がある」としている。

文科省は4月19日、夏までの学校の校庭利用を判断する暫定基準値を公表し、その平均値が毎時3.8μSvを超えれば、屋外活動を1日当たり約1時間に制限するとした。郡山市や伊達市では4月末に校庭の表土を除去し、土の処分先が決まらないという新たな難題が浮上した。校庭に積まれた土の周辺では、最大で毎時6μSvが検出された。文科省はチェルノブイリ原発事故後にも採用された土の上下を入れ替える実験を行い、その結果、放射線量は10分の1に低下した。

食品中の放射性物質の新たな基準値（2012年4月1日から施行）

厚生労働省は、福島第一原子力発電所の事故後、食品中の放射性物質の暫定規制値を設定し、原子力災害対策本部の決定に基づき、暫定規制値を超える食品が市場に流通しないよう出荷制限などの措置をとってきた。暫定規制値を下回っている食品は健康への影響はないと一般的に評価され、安全性は確保されている。しかし、よりいっそう食品の安全と安心を確保するため、長期的な観点から新たな基準値が設定された。

放射性物質を含む食品からの被曝線量の上限を、年間5mSvから年間1mSvに引き下げ、これをもとに放射線セシウムの基準値が設定された。

放射性セシウムの暫定規制値（単位：Bq/kg）

食品群	野菜類	穀類	肉・卵・魚・その他	牛乳・乳製品	飲料水
規制値	500	500	500	200	200

※放射性ストロンチウムを含めて規制値を設定

「乳児用食品」「牛乳」では、放射線への感受性が高い可能性があるとされる子どもへの配慮から、「一般食品」の半分の50Bq/kgに設定されている。

放射性セシウムの新基準値（単位：Bq/kg）

食品群	一般食品	乳児用食品	牛乳	飲料水
基準値	100	50	50	10

※放射性ストロンチウム、プルトニウムなどを含めて基準値を設定

セシウム以外のストロンチウム90、プルトニウム、ルテニウム106をすべて含めても、被曝線量が1mSvを超えないように設定されている。

4 放射線の影響を少なくする行動

> **4 表　放射性プルーム通過中、または降灰直後での対策**
> ― 年間累積放射線量が20mSvを超えそうな地域において ―
>
> - 外出時には、帽子、多重マスク、レインコートなどを使用して露出部分を少なくする。
> - 防塵マスクで放射性物質の吸入を防護する。放射性物質の塵は3μm以下で、JIS規格「DS2」「DS3」または「N95」マスクであれば、95%以上の吸入防止が可能である。
> - 放射性物質が飛散しているときに雨が降ると、放射性物質が雨と一緒に落ちてくる。雨や風が強く土埃が多いときは、できるだけ外出を控え屋内に退避する。
> - 屋外での活動後には、うがい、手洗い、洗顔を行う。土や砂が口に入ったときは、特にうがいを励行する。
> - 帰宅時には、屋内への放射性物質の持ち込みを少なくするため、靴の泥や砂を玄関前で落とす。
>
> （2011年7月現在の被曝状況では必要ない）

　基本的に、放射線汚染地域には立ち入らないことである。放射性物質が飛散している可能性があれば、圏外か屋内に退避する。屋内退避では木造建築で約30%、コンクリート建物では約90%の放射性物質の軽減が可能である。

> **地表面・建造物表面からの放射線の影響を軽減する緩和策**
> - 建造物の高圧洗浄、ブラッシング
> - 表土除去
> - 土壌の入れ替え
> - アスファルト舗装
> - 庭木の刈り込み
> - 雑草の引き抜き、芝生の根5mmの掻き取り
>   など

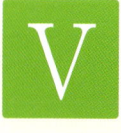

放射線の中・長期的な影響

V

1 広島・長崎における原爆被爆後の影響

1図　1Gy被爆当たりの部位別がん死亡過剰相対リスク（寿命調査、1950～1997）

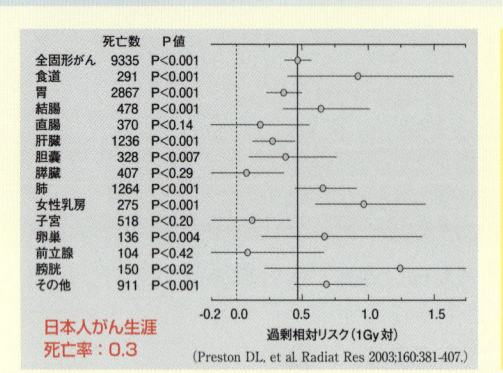

	死亡数	P値
全固形がん	9335	P<0.001
食道	291	P<0.001
胃	2867	P<0.001
結腸	478	P<0.001
直腸	370	P<0.14
肝臓	1236	P<0.001
胆嚢	328	P<0.007
膵臓	407	P<0.29
肺	1264	P<0.001
女性乳房	275	P<0.001
子宮	518	P<0.20
卵巣	136	P<0.004
前立腺	104	P<0.42
膀胱	150	P<0.02
その他	911	P<0.001

日本人がん生涯死亡率：0.3

(Preston DL, et al. Radiat Res 2003;160:381-407.)

30歳時被爆者1Gy被爆（結腸線量）当たりのがん死亡の過剰相対リスク

男：0.37（90%CI：0.26～0.49）
女：0.63（90%CI：0.49～0.79）
食道、胃、結腸、肝臓、胆嚢、肺、女性乳房、卵巣、尿路系のがんで、統計学的に有意にがん死亡が高い。

1950年から約12万人からなる固定集団（寿命調査集団）を設定して、死亡追跡調査を47年間実施。被爆放射線量の増加とともに、がんリスクの上昇が観察され、しかも現在もリスクの上昇が続いている。

　被曝により、組織を再生する幹細胞・前駆細胞に遺伝子損傷が起こる結果、将来、白血病や白血病以外のがん（固形がん）になる確率が上昇する。一般的には、1回に約100mSv（小児甲状腺では50mSv）以上の被曝で発がんリスクが検出される。今回の福島原発事故で心配されている低線量の長期間被曝では、総被曝線量が同じでも原爆の瞬間的被爆に比べると発がんリスクは低いと考えられる。

　広島・長崎の原爆投下から20年を経た時点で、生存者において有意であった健康被害は白血病と甲状腺がんとされていた。しかし、29年後の1974年になって、固形がんの発生頻度に有意な増加が見出され（24頁参照）、1992年には非悪性腫瘍性疾患（心臓病、脳卒中など）の増加が報告された。

　この報告からみれば、チェルノブイリ原発事故から25年が経過したが、いまだ健康被害の全容が明らかにされているわけではない。福島原発事故においても健康被害は長期間の検討が必要である。

2 甲状腺がん、甲状腺疾患、奇形

2表 チェルノブイリ原発事故と発がんリスク

被曝集団	甲状腺がん	白血病	その他のがん
「緊急事態」作業者	－？	＋？	0
汚染地域住民			
小児	＋＋＋	－？	0
子宮内被曝	＋？	＋？	0
成人	－	－	－

＋：リスク増加、－：関連なし、0：データなし、？：不明

（Hatch M, et al. Epidemiol Rev 2005; 27: 56-66. より一部改変）

　原発事故により環境中に放出された放射性ヨウ素は、放射性プルームとして吸入されたり、汚染された水やミルク、野菜などを飲食することにより体内に取り込まれる。

　チェルノブイリ原発事故によって、甲状腺に蓄積した放射性ヨウ素の約90％が飲食（特に牛乳）に由来すると推定されている。従来、小児では被曝により甲状腺がんの生じやすいことが指摘されているが、事故数年後から小児・青年期の甲状腺がんが多発し、約5000人に達した。

　この甲状腺がん増加の要因として、ベラルーシ、ウクライナはもともとヨウ素欠乏地域で、この地域の子供たちが放射性ヨウ素を甲状腺に取り込みやすいことも影響していると考えられている。

　事故後の追跡調査から、1万人の子供が100mSvの甲状腺被曝を受けた場合、数年後より毎年0.2人（5年に1人）甲状腺がんが増加すると推計されている（51頁参照）。

2 甲状腺がん、甲状腺疾患、奇形

　甲状腺がんで16人死亡したが（0.3%以下）、悪性度の低い乳頭状腺がんが多く放射線治療後や手術後99%が生存している[6]。被曝年齢が低いほど甲状腺がんの周囲リンパ節転移などの悪性度が高く、放射線誘発甲状腺がんのリスクは0〜4歳児においては10〜14歳児の5倍にも及ぶことも報告されている。

　事故後、ベラルーシの子供483人の甲状腺がんの被曝時年齢と診断時年齢との関連をみると、約50%が3歳までに被曝し約75%が9歳以降に診断されている。この調査からも、乳幼児の放射線による発がんリスクは高いことがわかる。

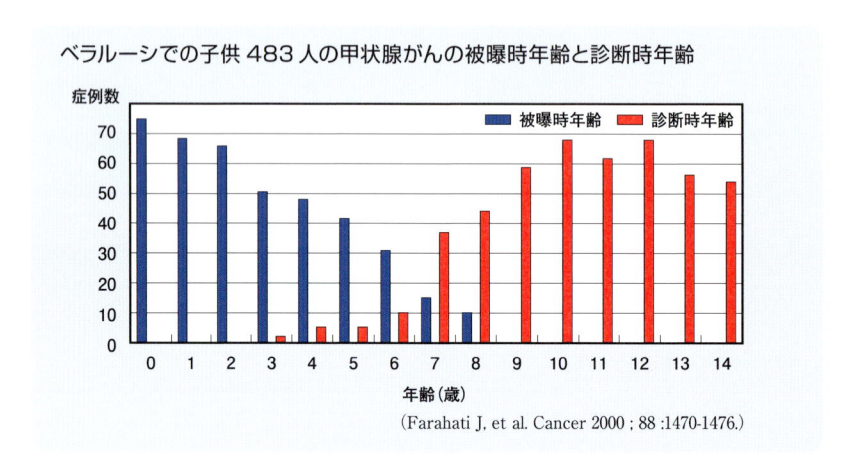

ベラルーシでの子供483人の甲状腺がんの被曝時年齢と診断時年齢

（Farahati J, et al. Cancer 2000 ; 88 :1470-1476.）

　甲状腺がんの発生と子宮内被曝との関連性に関しては、明らかな因果関係は認められない。例えば、事故原発の150km圏内で1万2129人の12〜14年間の追跡調査では、事故当時3歳以下9720人中32人（0.33%）に甲状腺がんが発生したが、事故後に生まれた9472人に甲状腺がんは発生していない（3歳以下の被曝児での罹患率0.15%、オッズ比121、95% CI：9-31000）[11]。

甲状腺腺腫と甲状腺機能低下
　チェルノブイリ原発事故発生当時18歳未満のウクライナ国民を対象とした追跡調査において、事故後12〜14年で甲状腺の良性腫瘍発生の増加が報告されている[12]。甲状腺腺腫の発生頻度は、甲状腺の局所被曝1Gy当たり2.07だった。この数値は、同じ集団における甲状腺がんの発生頻度（1Gy当たり5.25）より低値であった。
　また、7%の者にごく軽度の甲状腺機能低下が認められた。その頻度は甲状腺の局所被曝量と関連したが、事故当時成人だった者では、高線量を被曝しても甲状腺

機能に及ぼす影響は小さいと考えられている。例えば、事故当時に同原発の職員であり、高線量の全身被曝（0.3 〜 8.7Gy）を受けた 99 人（7 人は女性、平均年齢 33 歳）についての検討では、12 〜 14 年後の時点で 1 例のみが軽度の甲状腺機能低下を示した[13]。

奇形

チェルノブイリ原発事故の後、先天性障害の発生頻度が増えているとする報告や主張が散見される[4]。この発生頻度の増加が原発事故によって生じたものなのか、別の要因によって発生したものなのか判然としない例が多い。微小な奇形発生のわずかな増加の可能性は否定できないが、重症奇形の発生頻度の増加は認められていない。

しかし、2000 〜 2006 年の間、チェルノブイリ近傍の汚染地域において二分脊椎などの神経管閉鎖障害（neural tube defects）の発生が増加したとする報告がみられる[14]。サリドマイド様の奇形の報告もみられるが、事故当時の旧ソ連ではサリドマイドの使用が可能であったことから、この薬剤に起因する可能性も指摘されている。

妊娠と被曝線量（閾値）との関係

受精後 2 週間では、100 〜 200mSv 以上の被曝で流産の頻度は増加するが、流産しなければ奇形のリスクは上昇しない。X 線検査による子宮内被曝による発がんリスクは、小児期では約 2 倍の発生率とされてきた。しかし、最近のデータではがん発生率はかなり低いと考えられており、子宮内被曝における 15 歳までの小児期がんの発生率は 0.006% /mSv であり、成人の 0.005% /mSv と同等である。

妊娠時期	影響	閾値
受精後着床前	流産	100mSv
器官形成前	奇形	100mSv
脳の発達時期	小頭症、知能への影響	100 〜 300mSv
体の発達時期	発育不全	250mSv
悪性腫瘍	小児期のがん、白血病の増加	0.006%/mSv 閾値はなし

（Bulus N, et al. JBR-BTR 2009; 92:271-279）

3 白血病

3表 白血病、固形がんの生涯リスク
― 広島・長崎の原爆被爆生存者の長期追跡調査 ―

自然発生生涯リスク
（過剰リスク／100mSv）

	10歳（男）	10歳（女）	30歳（男）	30歳（女）	50歳（男）	50歳（女）
白血病	1% (+0.06%)	0.3% (+0.04%)	0.8% (+0.07%)	0.4% (+0.04%)	0.4% (+0.04%)	0.3% (+0.03%)
固形がん	30% (+2.1%)	20% (+2.2%)	25% (+0.9%)	19% (+1.1%)	20% (+0.3%)	16% (+0.4%)

肥満のがんリスク：がんの種類・性別で異なるが、BMIで5増加当たり20〜60%増加（Renehan AG, et al. Lancet 2008 ; 371 : 569-578.)、年5mSvの生涯がんリスクは、肥満の100分の1以下のリスクの大きさ

（放射線影響研究所）

　広島・長崎の原爆被爆生存者の疫学調査によれば、白血病の過剰発生は被曝後5年以内に、白血病以外のがん（固形がん）の過剰発生は被曝後10年以降に始まった（24頁参照）。

白血病

　白血病死の自然発生生涯リスクは、10歳の男子1.0%、女子0.3%であるが、10歳時に被曝したと仮定した場合、100mSvの被曝で男子0.06%、女子0.04%の増加が予測され、1000mSvでは男子1.4%、女子0.9%の増加が予測される。

　50歳における白血病死の自然発生生涯リスクは、男性0.4%、女性0.3%であるが、50歳時に被曝したと仮定した場合、100mSvの被曝で男性0.04%、女性0.03%の増加が予測され、1000mSvでは男性0.9%、女性0.7%の増加が予測される[15]。30歳における白血病・固形がん発生リスクは、10歳時と50歳時被曝との中間値である。

　チェルノブイリ原発事故後の小児を対象とした疫学的検討では、被曝と白血病との間には有意な関連は見出されていない。ただし、事故当時、子宮内で被曝した小児

については関連を示唆する報告が散見される。しかし、サンプル数が少なく、統計的に有意な結果は得られていない[16]。

成人を対象とした検討では、被曝と白血病の発生の関連は認められていない[17][18]。ただし、緊急作業従事者の高線量被曝者ではその関連性が示唆されている。

白血病以外のがん（固形がん）

被曝による発がんリスクは、被曝時の年齢や性などで異なるが、被曝時の年齢が低いほど発がんリスクが高い傾向がある。また、過剰リスクの大きいがんとして、乳がん、肺がん、結腸がん、甲状腺がんが挙げられる[15]。

白血病以外のがん死（固形がん）の自然発生生涯リスクは、10歳の場合、男子で30％、女子で20％である。10歳時に20mSv被曝したと仮定した場合、男子0.42％、女子0.44％の増加が予測され、1000mSvでは男子21％、女子22％の増加が予測される。

50歳の固形がん死の自然発生生涯リスクは、男性20％、女性16％である。50歳時に被曝したと仮定した場合、200mSvの被曝で男女はそれぞれ0.6％および0.8％の増加、1000mSvでは男性3％、女性4％の増加が予測される。

> **過剰リスク**：被曝によって健康影響の発生率がどれだけ過剰になるかを表すもの。被曝線量、被曝時年齢、被曝後の経過時間、現在の年齢、性など様々な因子に依存する。

4 低線量被曝と発がんとの関連

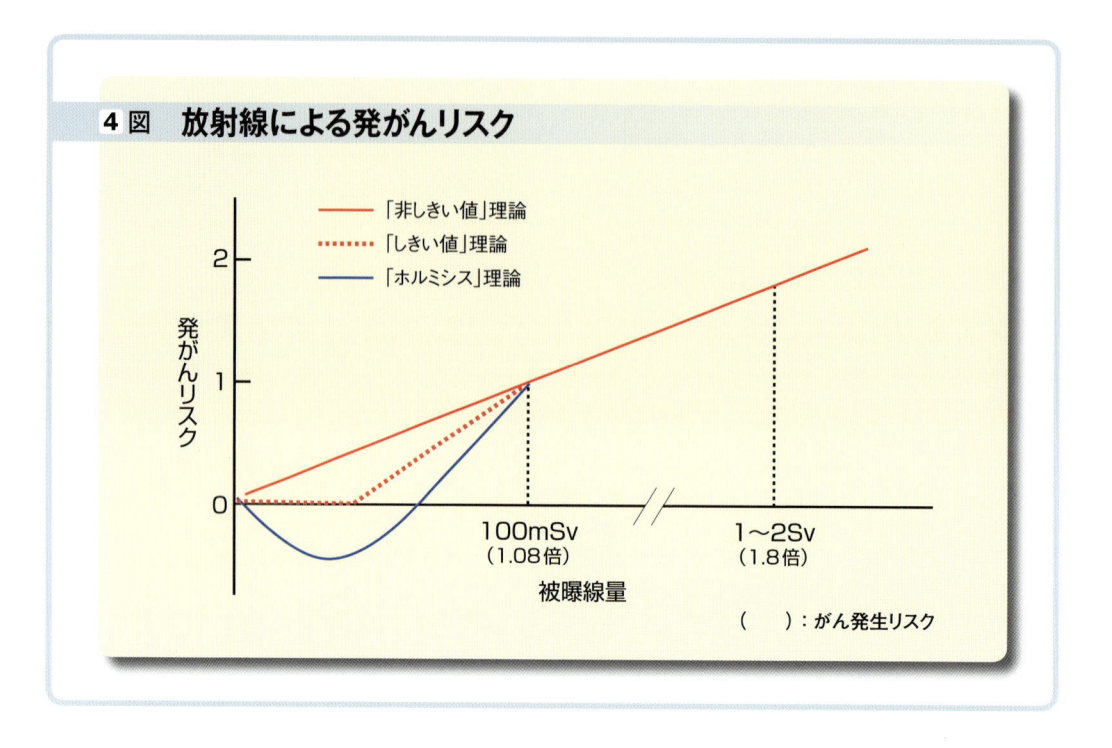

4図 放射線による発がんリスク

- 「非しきい値」理論
- 「しきい値」理論
- 「ホルミシス」理論

縦軸：発がんリスク
横軸：被曝線量
100mSv（1.08倍）、1〜2Sv（1.8倍）
（ ）：がん発生リスク

　広島・長崎の原爆被爆者追跡調査などから、100mSv以上では被曝線量が高いほど発がん率が高まることがわかっている。しかし、100mSv以下の被曝線量では、有意な発がんは認められていない（ICRP 1999）。100〜200mSvの被爆者集団では、非被爆者集団に比べて、がん発生リスクは1.08倍、1000〜2000mSvの被爆者集団では1.8倍であった。

　低線量被曝と発がんとの関係にはしきい値がないとする「線形非しきい値（linear-non-threshold: LNT）理論」がある[19]。この理論の「どんなに低線量であっても健康にとって有害である」ことを支持する研究者もいるが、実際には低線量被曝の健康に及ぼす影響について、十分なエビデンスは示されていない。

　これに対して、「一定量以下の被曝線量では発がんへの影響はないが、50〜100mSv超では、LNT理論と同様に発がんリスクが上昇する」との、しきい値があるという考え方[20]（「しきい値理論」）がある。低線量被曝はかえって健康を促進するという考え方（「放射線のホルミシス効果」）もあり、近年この考え方を支持する疫学的事実や動物実験の結果も散見される[20,21,22]。

4表　被曝線量と生活習慣との発がん相対リスクの比較

被曝線量	生活習慣
1000～2000mSv　（1.8）	喫煙者（1.6） 毎日3合以上飲酒　　（1.6）
500～1000mSv　（1.4）	毎日2合以上飲酒　　（1.4）
200～500mSv　（1.19）	肥満（BMI≧30）　　（1.22） やせ（BMI<19）　　（1.29） 運動不足　　（1.15～1.19） 高塩分食品　（1.11～1.15）
100～200mSv　（1.08）	野菜不足（1.06） 受動喫煙（非喫煙女性）（1.02～1.03）

（　）内は発がんリスク

（国立がんセンターHPより改変）

　低線量被曝の影響について、科学的な調査結果はまだ明らかではない。放射線と生活習慣の発がんの相対リスク比較では、100～200mSvの発がんリスクは1.08倍であり、野菜不足（1.06）、受動喫煙（1.02～1.03）と同程度である。

　一方、喫煙者や大量飲酒者（日本酒換算で毎日3合以上）の発がんリスクは、禁煙者や非飲酒者に比べて1.6倍となる。被曝線量では、1000～2000mSvと同水準のリスクとされている。

　福島原発事故で心配されるのは、年間の累積被曝量によるがん発生の影響であるが、「分割あるいは遷延被曝は、1回の急性被曝よりも発がんリスクは小さくなる」と考えられている。

様々な被曝から推定される死亡率の増加[23]

様々な被曝	被曝線量（mSv）	死亡率増加（％）
チェルノブイリ原発事故関連		
・「厳重管理区域」の住民（10年）	50	0.25
・「緊急事態」作業従事者	100	0.4
・チェルノブイリ汚染地域における年間許容線量	75	0.37
参照値（チェルノブイリ原発事故非関連）		
・英国における被曝線量（生涯、自然＋医療）	200	1
・住居でのラドン被曝の許容限度（生涯、英国）	750	3.7
・長距離旅客機勤務者（30年以上勤務）	135	0.54
・ロンドンの中心に住む（生涯、大気汚染物質の吸入）	―	2.8
・受動喫煙（生涯、配偶者が家庭で喫煙する場合）	―	1.7

（注）数値は、LNT仮説に準拠し、データを作成

文 献

1) Preston DL, et al. Studies of mortality of atomic bomb survivors. Report 13: Solid cancer and noncancer disease mortality: 1950–1997. Radiat Res 2003 ; 160 : 381-407.
2) Anno GH, et al. Dose response relationships for acute ionizing-radiation lethality. Health Phys 2003 ; 84 : 565-575.
3) Cardis E. Epidemiology of accidental exposures. Environ Health Perspect 1996 ; 104 : 643-649.
4) Baverstock K, Williams D. The Chernobyl accident 20 years on: An assessment of the health consequences and the international response. Environ Health Perspect 2006 ; 114 : 1312-1317.
5) Bard D, et al. Chernobyl, 10 years after : Health consequences. Epidemiol Rev 1997 ; 19 : 187-204.
6) Astakhova LN, et al. Chernobyl-related thyroid cancer in children of Belarus : a case-control study. Radiat Res 1998 ; 150 : 349-356.
7) 山下俊一. チェルノブイリ事故から20年；WHO緊急被ばく医療対策と放射線プログラム. 放射線事故医療研究会会報（JAMMRA）2007 ; 15 : 6-9.
8) Rahu M. Health effects of the Chernobyl accident : fears, rumors and the truth. Eur J Cancer 2003 ; 39 : 295-299.
9) Havenaar J, et al. Health effects of the Chernobyl disaster : Illness or illness behavior ? A comparative general health survey in two former Soviet regions. Environ Health Perspect 1997 ; 105 : 1533-1537.
10) Jaworowski Z. Observations on the Chernobyl disaster and LNT. Dose Response 2010 ; 8 : 148-171.
11) Shibata Y, et al. 15 years after Chernobyl: new evidence of thyroid cancer. Lancet 2001 ; 358 : 1965-1966.
12) Tronko MD, et al. A cohort study of thyroid cancer and other thyroid diseases after the Chernobyl accident : Thyroid cancer in Ukraine detected during first screening. J Natl Cancer Inst 2006 ; 98 : 897-903.
13) Boehm BO, et al. Thyroid examination in highly radiation-exposed workers after the Chernobyl accident. Eur J Endocrinol 2009 ; 160 : 625-630.
14) Wertelecki W. Malformations in a Chernobyl-impacted region. Pediatrics 2010 ; 125 : e836-e843.
15) 鈴木　元 編. 緊急被ばく医療の基礎知識. p39, タカトープリントメディア，2000.
16) Moysich KB, et al. Chernobyl-related ionising radiation exposure and cancer risk : an epidemiological review. Lancet Oncol 2002 ; 3 : 269-279.
17) Hatch M, et al. The Chernobyl disaster : Cancer following the accident at the Chernobyl nuclear power plant. Epidemiol Rev 2005 ; 27 : 56-66.
18) Kesminiene A, et al. Risk of hematological malignancies among Chernobyl liquidators. Radiat Res 2008 ; 170 : 721-735.
19) Cardis E, et al. Risk of thyroid cancer after exposure to ^{131}I in childhood. J Natl Cancer Inst 2005 ; 97 : 724-732.
20) Rodgers BE, Holmes KM. Radio-adaptive response to environmental exposures at Chernobyl. Dose Response 2008 ; 6 : 209-221.
21) Cuttler JM. Health effects of low level radiation : when will we acknowledge the reality ? Dose Response 2007 ; 5 : 292-298.
22) Parsons PA. Survival across the fitness-stress continuum under the ecological stress theory of aging : caloric restriction and ionizing radiation. Dose Response 2010 ; 8 : 4-9.
23) Smith JT. Are passive smoking, air pollution and obesity a greater mortality risk than major radiation incidents ? BMC Public Health 2007 ; 7 : 49.

Appendix

放射線被曝汚染患者チェックリスト

健常皮膚の除染ポイント

染色体異常分析

内部被曝の医療処置

放射線被曝汚染患者チェックリスト

| 所属 | 氏名 | 性別　M・F |

生年月日　T/S/H　　年　　月　　日　　受診日時　H　　年　　月　　日

1　体表面の汚染度による患者振り分け（人型にサーベイメータの値を記録する）

　　1）到着時　　　　　　　2）除染治療室入室後　　　3）除染後
　　汚染（あり、なし）　　汚染度を詳しくチェック　　汚染（あり、なし）

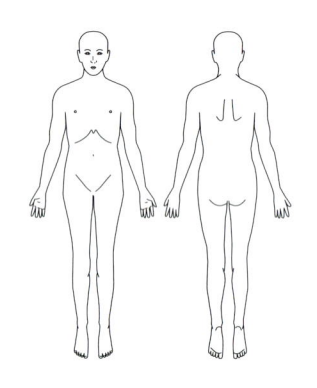

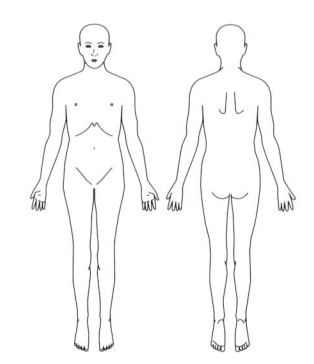

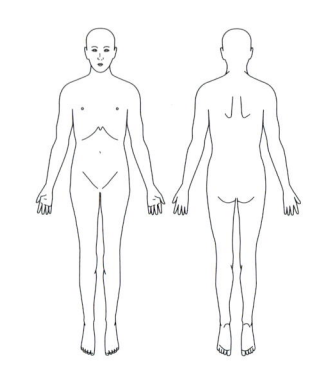

2　被曝汚染状況評価
　　1）時間的地理的状況
　　　　作業場所＿＿＿＿＿＿＿＿＿＿＿＿＿＿＿＿＿＿＿＿＿＿＿＿＿＿＿
　　　　作業日時／時間＿＿＿＿＿＿＿＿＿＿＿＿＿＿＿＿＿＿＿＿＿＿＿＿＿
　　　　作業内容＿＿＿＿＿＿＿＿＿＿＿＿＿＿＿＿＿＿＿＿＿＿＿＿＿＿＿
　　2）外部被曝の可能性　　［あり・なし］
　　3）外部汚染の可能性　　［あり・なし］
　　4）内部被曝の可能性
　　　　吸入の可能性　　　［あり・なし］
　　　　鼻腔スメアの測定値＿＿＿cpm
　　　　（サーベイメータの型式記入のこと。陽性の場合、鼻腔スメアのサンプル保存）
　　　　摂取の可能性　　　［あり・なし］
　　　　創傷汚染　　　　　［あり・なし］

3　自覚症状

自覚症状	有無	被曝から症状出現までの時間または日数
悪心	［あり・なし］	
嘔吐	［あり・なし］	
易疲労感	［あり・なし］	
下痢	［あり・なし］	

脱力　　　[あり・なし] _____
発熱　　　[あり・なし] _____
頭痛　　　[あり・なし] _____
その他の症状 _____　_____　_____

4　他覚所見
　　身長_____cm、体重_____kg、呼吸数_____、体温_____、脈拍_____、
　　血圧_____mmHg、酸素飽和度_____%　意識レベル_____
　　唾液腺腫脹 [あり・なし]（_____腺）
　　貧血 [あり・なし]、黄疸 [あり・なし]、浮腫 [あり・なし]、皮膚紅斑 [あり・なし]
　　リンパ節所見：
　　胸部所見：
　　腹部所見：
　　神経所見：

5　検査チェックリスト
　　□　血液算定、血液像（至急）→ リンパ球数 _____
　　□　生化学検査　　　　　　　→ アミラーゼ _____
　　□　血清を凍結保存するよう指示
　　□　CRP
　　□　染色体異常分析用採血（10mlヘパリン入り試験管）
　　□　尿検査（一般、尿アミラーゼ）
　　□　尿を凍結保存するよう指示
　　□　便潜血
　　□　胸部X線検査
　　□　心電図検査

6　評価および処置チェックリスト
　　1）被曝量の評価（推定）
　　□　現時点で推定される被曝量は1Gy以上か？ [はい・いいえ]
　　□　現時点で推定される内部被曝は2.5ALI以上か？ [はい・いいえ]
　　2）処置のチェック
　　□　胃内容物、尿、便の保存は？ [済み・未]
　　□　消化管対策の必要性は？ [あり・なし]
　　□　キレート剤の必要性は？ [あり・なし]
　　□　支持的治療の必要性は？ [あり・なし]

記載者

健常皮膚の除染ポイント

①健常な皮膚の除染は、比較的容易である。
②放射性物質は皮膚表面に固着することがあるので、必ずしもバックグラウンドレベルまで除染できない恐れがある。
③除染は実行可能な範囲で十分行う。
④除染は最も穏やかな方法からスタートして、徐々により強力な方法を用いる。
⑤いかなる方法を用いるにしろ、皮膚に対する物理的・化学的刺激を少なくするよう努めなければならない（皮膚が赤くなってはいけない）。
⑥適度な温度の水道水を使用する。水道水による洗浄で無効なときは、中性洗剤ないし外科用石鹸を用いる。
⑦汚染部位を3〜4分間ブラッシングし、2〜3分間水ですすいで乾燥させる。必要に応じて、この手順を繰り返す。
⑧ブラッシングと水洗いの間に放射線レベルが減少しているかどうか、汚染部位を検査する。
⑨中性洗剤で汚染が落ちない場合、オレンジオイルあるいは水で10倍に希釈した次亜塩素酸ソーダを使う。

汚水タンクのない施設では、まず中性洗剤を使って濡れたガーゼで拭き取り、少量の水で洗う。汚水はポリバケツに入れる。次にオレンジオイルを塗布し、2分間放置してからガーゼで拭い取る。その後は流水で洗う。

染色体異常分析 —正確な被曝線量が推定可能—

①末梢血リンパ球による染色体異常分析は、生物学的被曝線量評価法として広く用いられている。この検査は信頼性が高く、吸収線量（0.02〜8Gy）をよく反映し、局所的な被曝の評価にも有用である。
②放射線照射により種々のタイプの染色体異常を生じるが、二動原体（動原体を2つ有する染色体）の出現は放射線吸収線量をよく反映する。二動原体の発現率は健常人では少なく、2000分の1といわれている。
③10〜15mlの血液をヘパリン入り試験管に無菌的に採取、冷蔵で保存し、速やかに専門の施設に送る。その後、リンパ球の分離・刺激・培養を行い、最初のメタフェースで顕微鏡的観察が行われる。

内部被曝の医療処置

1. 内部汚染を生じる放射性物質

①消化管からの吸収は、放射性物質の特性の影響を受ける。親水性の放射性物質（放射性セシウムや放射性ヨウ素）は吸収されやすく、疎水性の放射性物質（プルトニウムなど）は吸収されにくい。

②気道から吸入された放射性物質は局所に留まるため、疎水性であるかどうかにかかわらず、重大な影響を生じ得る。

③α線は飛距離が短いため、α線を生じる放射性物質は体内に取り込まれた場合にのみ著しい影響を生じ得る。

2. 内部汚染の評価

①内部被曝を評価するため、鼻腔スメアを採取し分析する。丸めた濾紙で鼻腔粘膜面を軽く拭い、濾紙に付着した放射性物質を測定する。

②内部被曝が1ALI（年摂取限度）を超える可能性のある患者では、被曝最初期の試料（尿、吐瀉物、便）を冷蔵または冷凍保存しておく。この際、鼻をかんだ紙、使用した綿棒、切除組織も保存しておく。

③内部被曝に対する医療介入（キレート剤投与など）の目安（下限）は50mSvまたは2.5ALIとされる。

④鼻腔スメアでα線量が0.07Bq/sample以上またはβ・γ線量が1Bq/sample以上のときは、内部被曝特殊モニタリング（肺モニター、全身カウンター、バイオアッセイ）の適応となる。

3. 内部汚染の除染

◆内部除染の目的は、放射性物質の吸収を減少させ、かつ排泄を促進することにある。内部除染は、その実施時期が被曝後早ければ早いほど有効度が高い。

◆放射性物質と組織との相互作用を抑制する治療法として、1) 消化管からの除去、2) 阻害希釈剤、3) 代謝促進剤、4) キレート剤、5) 気管支肺胞洗浄などがある。

◆これまでに生じた原発事故において、内部汚染が問題となった主な核種は、放射性ヨウ素、放射性セシウムである。両者はβ線、γ線を放出する。また、両者は親水性のため体内に取り込まれやすい。

1) 消化管からの放射性物質の除去
    ①胃洗浄：多量摂取が明らかで、まだ胃に残っていることが確かな時期でないと効果が期待できない（食物などの胃内滞留時間は平均1時間前後とされている）。
    ②催吐剤：催吐剤としてはアポモルフィン（5〜10mg、皮下）やイペカック（吐根1〜2g、200〜300mlの水と一緒に内服）が一般的だが、意識障害のある患者では用いるべきではない。
    ③緩下剤：作用の早く出現するものが好ましく、膨張性緩下剤や浸潤性緩下剤は適当ではない。原因不明の腹痛の場合には、緩下剤使用は禁忌である。
    ④プルシアンブルー（イオン交換剤：ラディオガルダーゼ®）：放射性セシウム137の被曝に有用であり、1回6カプセル（ヘキサシアノ鉄〈Ⅱ〉酸鉄〈Ⅲ〉水和物として3g）を1日3回経口投与する。プルシアンブルーは安全性に優れ、消化管内に排泄された放射性セシウム137の再吸収を妨害するので、被曝後時間が経ってから投与しても有用である。放射性セシウム137の生物学的半減期を3分の1に低減できるとされている。日本では、2010年に医薬品として認可された。ケイキサレート®も有用であり1日30gを投与する。
    ⑤硫酸バリウム（造影剤）、アルミニウム制酸剤（マーロックス®、アルミゲル®）：ストロンチウム汚染が疑われる場合には有用であり、消化管からの吸収を85%減少させる。硫酸バリウムは、便秘に注意する必要がある。

2) 阻害希釈剤
    ①阻害希釈剤は放射物質の利用度を減少させることにより、その体内への取り込みを減じるものである。
    ②放射性ヨウ素の取り込みを抑えるためには、ヨウ化カリウムの投与（1日100mg、経口）が行われる。ヨウ化カリウムはできれば被曝後6時間以内、遅くとも12時間以内に投与することが望ましい（「安定ヨウ素剤」38頁参照）。
    ③トリチウム汚染のときには、水が希釈物質となる。

3) 代謝促進剤
    ①本剤は放射性物質の代謝回転を促進する。直ちに投与すれば効果が期待できるが、即効性はない。
    ②抗甲状腺剤、塩化アンモニウム、利尿剤、副腎皮質ホルモン、副甲状腺ホルモンなどがある。
    ③骨に沈着した放射性ストロンチウムを動員する目的で、活性型ビタミンDや副甲状腺ホルモンが用いられる。

4）キレート剤

① キレート剤は金属に強力に結合する。最もよく知られているのはエデト酸カルシウム二ナトリウム水和物（EDTA）であるが、放射性の多価重金属による汚染には、一般的にジエチレントリアミン5酢酸（DTPA）のほうがEDTAより強力な効果を示す。DTPAには、Ca-DTPA（ジトリペンタートカル®）とZn-DTPA（アエントリペンタート®）がある。Ca-DTPAは強力な効果を有するが、副作用も強い。

② プルトニウム239、アメリシウム241やキュリウム244など原子番号が92番（ウラン）よりも大きい放射性物質の汚染では、内部除染にキレート剤であるDTPAを使う。

③ ウラン汚染の場合には、ウランによる腎障害（ウラニルイオンが尿細管に沈着する）がDTPAにより加重されるため、DTPAの投与は禁忌となる。この場合には、重炭酸ナトリウムを点滴静注し、ウラニルイオンの錯体化およびその尿中排泄を図る。

④ DTPAは1gを250mlの5%ブドウ糖液に溶解し1時間以上かけて点滴静注する。Ca-DTPAを初日（最長でも2～3日）、その後はZn-DTPAに切り替えて投与する（5日間まで可能）。DTPAは2011年10月に発売予定である。

⑤ EDTA（ブライアン®）の使い方もこれとほぼ同様である。1日1gまでのCa-DTPA投与では重大な副作用の報告はない。短時間における繰り返し投与により、24時間以内に嘔気、悪心、下痢、ふるえ、発熱、かゆみ、けいれんが起こり得るので注意を要する。腎疾患、重症の血球減少症、未成年者、妊婦では禁忌となる。

上記の除去剤は、放射性物質が体内に入った後、直ちに投与するのが最も効果的である。除去剤を使用するにあたっては、預託実効線量とそれに対する軽減効果、除去剤の使用に伴う副作用を考慮してこれを判断する必要がある。預託実効線量が実効線量限度の年平均である20mSv、あるいは単年度の実効線量限度である50mSvを超えるときにその投与を検討すべきだが、プルシアンブルーのように副作用の少ない除去剤の場合、より低レベルの汚染での投与が検討されることもある。放射性物質を含む不溶性の粒子が肺胞に沈着した場合、血中には放射性物質がほとんど検出されないことがあり、そのような場合には静脈内投与されたキレート剤などはほとんど効果がない。

5）気管支肺胞洗浄

気管支肺胞洗浄自体のリスクもあるため、放射性物質の吸入量が非常に多くない限りは（100ALI〈年摂取限度の100倍〉程度）、一般的には勧められない。

索　引

あ

亜鉛 ……37
アエントリペンタート ……87
アシクロビル ……45
アポモルフィン ……86
アメリシウム ……37, 87
アラーム線量計 ……30
α線 ……13, 15, 17, 18, 32, 85
アルミニウム制酸剤 ……86
安定ヨウ素剤 ……26, 37, 38, 39, 40, 49, 64, 86

い

意識障害 ……42
胃洗浄 ……86
遺伝的影響 ……21
イペカック ……86
医療放射線 ……12
インターロイキン 3 ……44
飲料水汚染 ……68

う

宇宙線 ……12
ウラニルイオン ……87
ウラン ……37, 56, 65, 87

え

X線 ……13, 15, 17, 18
エデト酸カルシウム二ナトリウム水和物 ……87
エリスロポエチン ……44, 45
塩化アンモニウム ……86

お

オキシドール ……34
屋内退避指示 ……62
汚染 ……26
オレンジオイル ……34
オンダンセトロン ……45

か

外部被曝 ……18, 26, 28, 35, 36, 43, 44, 51
海洋汚染 ……67
確定的影響 ……40
確定（非確率）的影響 ……21, 22
核爆発 ……60
核分裂 ……56, 60, 61
確率的影響 ……21, 22
過剰リスク ……77
活性型ビタミン ……86
荷電粒子線 ……15
カリウム（k40）……12
顆粒球コロニー刺激因子 ……44, 45
顆粒球マクロファージコロニー刺激因子 ……44
緩下剤 ……86
γ線 ……13, 15, 17, 18, 32, 85

き

気管支肺胞洗浄 ……37, 85, 87
奇形 ……52, 73, 75
キセノン ……13
吸収線量 ……16, 17, 36, 46
吸収阻害剤 ……27
急性影響 ……21
急性骨髄性白血病 ……24
急性障害 ……21, 54, 55
急性被曝 ……16, 79
急性放射線症 ……49
急性放射線症候群 ……23, 26, 35, 36, 41, 43, 44, 51
急性リンパ性白血病 ……24
キュリウム ……87
キレート剤 ……26, 27, 32, 85, 87
緊急時迅速放射能影響予測ネットワークシステム ……64

く

空間γ線量率 ……27
空間放射線量 ……62
空間放射線量率 ……14, 63
グラニセトロン ……45
クリプトン ……13
グレイ ……16, 17
クロールサイアザイド ……37

け

計画的避難区域 ……62, 63

ケイキサレート ……86
結腸がん ……24, 77
見当識障害 ……42
原爆 ……24, 43, 52, 60, 72, 78
原爆白内障 ……24

こ
ゴイアニア被曝事故 ……54
抗甲状腺剤 ……86
甲状腺がん ……24, 40, 51, 72, 73, 74, 77
甲状腺機能亢進症 ……38
甲状腺機能低下 ……74
甲状腺疾患 ……73
甲状腺腺腫 ……74
甲状腺被曝線量 ……66
国際原子力機関 ……37, 40
国際原子力事象評価尺度 ……60
国際放射線防護委員会 ……17, 27, 63
固形がん ……51, 72, 76

さ
サーベイメータ ……34
臍帯血幹細胞移植 ……57
催吐剤 ……86
サリドマイド ……75
暫定規制値 ……65, 66

し
シーベルト ……16, 17
ジエチレントリアミン5酢酸 ……87
しきい線量 ……21, 22
しきい値理論 ……78
子宮内被曝 ……74
支持療法 ……44, 45
自然放射線 ……12, 51
実効線量 ……16, 37
実効線量係数 ……27
ジトリペンタートカル ……87
重炭酸ナトリウム ……37, 87
消化管障害 ……23, 42
硝酸ウラニル ……56
照射線量 ……17
小児甲状腺がん ……24, 40
食道がん ……24
神経管閉鎖障害 ……75
心血管・中枢神経障害 ……23, 42
心臓病 ……72
身体的影響 ……21

す
推定被曝線量 ……50
ステロイド ……45
ストロンチウム ……86
スリーマイル島原発事故 ……53
スルファジアジン銀 ……45

せ
精子減少症 ……42
遷延被曝 ……79
染色体異常分析 ……36, 84
全身カウンター ……28, 32, 85
選択的消化管除菌 ……44

そ
造血幹細胞移植 ……35, 36, 57
造血機能障害 ……23, 42
創傷汚染 ……18
阻害希釈剤 ……85, 86

た
胎児幹細胞移植 ……51
代謝促進剤 ……85, 86
大地放射線 ……12
体表面汚染 ……18, 28, 30
大量被曝 ……35
堕胎 ……52

ち
チェルノブイリ原発事故 ……24, 38, 40, 43, 49, 60, 63, 67, 72, 73, 74, 75, 76, 79
致死的被曝 ……35
中性子線 ……13, 15, 17, 18
超臨界 ……60

て
低線量被曝 ……78
低補体性血管炎 ……38
テガダーム ……34
デブリードマン ……33
デューリング皮膚炎 ……38
電子スピン共鳴 ……32
電離作用 ……19

と
東海村JCO（臨界）事故 ……15, 29, 56
等価線量 ……16
トリウム ……37
トリチウム ……18, 86
トロピセトロン ……45
トロンボポエチン ……44, 45

な
内部汚染 ……18, 27, 37, 51, 85
内部被曝 ……13, 18, 19, 28, 32, 37, 51, 85

に
二酸化トリウム ……37
2次被曝 ……29
二動原体 ……84
乳がん ……24, 77
乳頭状腺がん ……74
妊娠 ……52, 75

ね
熱ルミネセンス線量計 ……29, 32
年間累積放射線量 ……69
年摂取限度 ……27, 32, 85

の
脳卒中 ……72

は
バイオアッセイ ……32, 85
肺がん ……24, 77
肺モニター ……32, 85
バクテリアルトランスロケーション ……44
播種性血管内凝固症候群 ……44
白血病 ……24, 51, 72, 73, 76

バラマイシン ……45
晩発影響 ……21
晩発障害 ……21

ひ

非荷電粒子線 ……15
鼻腔スメア ……27, 32, 33, 85
非しきい値理論 ……78
ビタミンE ……45
避難指示 ……62
被曝線量 ……14, 22, 26, 36, 43, 46, 57, 62, 65, 72, 78, 79
皮膚障害 ……23, 42
皮膚除染 ……34
非放射線性障害 ……26

ふ

不安定型染色体異常 ……46
副甲状腺ホルモン ……86
福島原発事故 ……60, 67, 72, 79
副腎皮質ホルモン ……86
沸騰水型原子炉 ……61
ブライアン ……87
プルシアンブルー ……37, 55, 86
プルトニウム ……19, 37, 65, 85, 87
プレドニゾロン ……45

へ

米国食品医薬品局 ……39
米国放射線緊急時支援センター／訓練施設 ……48
β線 ……13, 15, 17, 32, 85
ヘキサシアノ鉄(Ⅱ)酸鉄(Ⅲ)水和物 ……86
ベクレル ……16, 17
ヘパリン ……32
ペントキシフィリン ……45

ほ

放射性イリジウム192 ……48
放射性希ガス ……13, 53
放射性コバルト ……48
放射性ストロンチウム ……67

放射性セシウム ……13, 19, 37, 48, 54, 65, 66, 67, 85, 86
放射性毒性 ……18, 19
放射性物質 ……13, 16, 18, 30, 32, 37, 49, 60, 61, 63, 67, 69
放射性プルーム ……13, 49, 53, 62, 63, 64, 69, 73
放射性ヨウ素 ……13, 19, 37, 38, 53, 65, 66, 68, 73, 85, 86
放射線 ……13, 16, 20
放射線医学総合研究所 ……27, 37
放射線影響研究所 ……27, 76
（放射性）核種 ……13, 37, 85
放射線荷重係数 ……17
放射線恐怖症 ……26, 52
放射線性障害 ……26
放射線装置 ……48
放射線防護 ……14, 16, 26, 52
放射線誘発甲状腺がん ……24, 74
放射能 ……13, 16
疱疹状皮膚炎 ……38
ポケット線量計 ……30
ホルミシス理論 ……78

ま

末梢血幹細胞移植 ……57
マンガン ……37
慢性骨髄性白血病 ……24

む

無菌室（治療） ……18, 36, 44, 45
無精子症 ……42

よ

ヨウ化カリウム ……38, 86
陽子線 ……17
養生 ……30
ヨウ素過敏症 ……38
予測甲状腺等価線量 ……38
預託実効線量 ……37, 87
預託線量 ……37

ら

ラジオアイソトープ ……48
ラドン ……12
卵巣がん ……24

り

利尿剤 ……86
硫酸バリウム ……86
臨界 ……56, 61
臨界事故 ……48, 56

る

累積放射線量 ……62, 63
ルテニウム ……37

ろ

炉心溶融 ……61
ロペミン ……45

A～T

ALI ……27, 32, 85
BWR ……61
DFOA ……37
DIC ……44
DNA ……20
DTPA ……37, 87
EDTA ……32, 34, 37, 87
EPO ……44
ESR ……32
FDA ……39
G-CSF ……44, 45
GM-CSF ……44
IAEA ……37, 40
ICRP ……17, 27, 63, 65
IL-3 ……44
INES ……60
LD50/60 ……42, 43
LNT ……78
neural tube defects ……75
Peyer's patch ……45
REAC/TS ……48
SDD ……44
SPEEDI ……64
TLD ……29, 32
TPO ……44

監修者・著者 紹介

鈴木　元（すずき げん）

略歴：1975 年 東京大学医学部医学科卒。75 〜 76 年 東大病院、76 〜 77 年 国立病院医療センター、77 〜 82 年 東大医・免疫学教室、82 〜 84 年 米国 NIH、85 〜 99 年 放射線医学総合研究所、2000 〜 05 年 放射線影響研究所、05 〜 09 年 国立保健医療科学院、10 年 4 月より国際医療福祉大学大学院教授 / 同大学クリニック院長。
所属学会：日本放射線影響学会（学会誌副編集員）、米国放射線研究学会、放射線事故医療研究会（幹事）、など
著書（共著）：「緊急被ばく医療の基礎知識」（タカトープリントメディア）、「緊急被ばく医療テキスト」（医療科学社）、「必携 NBC テロ対処ハンドブック」（診断と治療社）、「三輪血液病学」（文光堂）、「標準免疫学」（医学書院）、ほか欧文原著論文 100 以上。

箱崎幸也（はこざき ゆきや）

略歴：1981 年 防衛医科大学校卒。83 〜 87 年 自衛隊富士病院、87 〜 95 年 自衛隊中央病院、95 〜 97 年 防衛庁人事教育局、97 〜 2000 年 自衛隊中央病院、00 〜 02 年 自衛隊阪神病院、02 〜 04 年 自衛隊中央病院、04 〜 06 年 陸上自衛隊西部方面隊総監部、06 年 12 月より自衛隊中央病院第一内科部長（診療幹事）、14 年 11 月より医療法人社団元気会 横浜病院院長。
所属学会：日本内科学会（専門医、指導医）、日本超音波学会（専門医、指導医）、日本肝臓学会（専門医）、日本集団災害医学会（評議員）、など
2005 〜 11 年 環境省「毒ガス弾等に関する調査検討会」委員、08 〜 11 年 内閣官房「NBC テロ対処に関する危機管理監アドバイザー」、08 〜 11 年 東京都「DMAT 運営協議会」委員、など。2003 年 AFFRI（Armed Forced Radiobiology Research Institute）研修
著書（共著）：「災害・健康危機管理ハンドブック」（診断と治療社）、「必携 NBC テロ対処ハンドブック」（診断と治療社）、「新型インフルエンザ—健康危機管理の理論と実際—」（東海大学出版会）、「International disaster nursing」（Cambridge University press）、「ガイドライン 外来診療 2011」（日経メディカル開発）、など

作田英成（さくた ひでなり）

略歴：1982 年 防衛医科大学校卒。84 〜 88 年 自衛隊中央病院、88 〜 89 年 自衛隊熊本病院、89 〜 93 年 防衛医科大学校医学研究科、93 〜 95 年 陸上自衛隊第 9 師団司令部、95 〜 97 年 陸上自衛隊衛生学校、97 〜 99 年 宮内庁皇太后宮侍医、99 〜 2000 年 自衛隊中央病院、00 〜 01 年 陸上自衛隊衛生学校、01 〜 03 年 陸上自衛隊部隊医学実験隊、03 〜 05 年 陸上自衛隊北部方面隊総監部、05 〜 07 年 陸上自衛隊衛生学校、07 〜 10 年 自衛隊仙台病院、10 年 4 月より陸上自衛隊衛生学校副校長、13 年 4 月より自衛隊中央病院診療技術部長。
所属学会：日本内科学会（専門医）、日本内分泌学会（専門医、指導医、代議員）
著書（共著）：「防衛医学」（メディカルデータ社）、「災害・健康危機管理ハンドブック」（診断と治療社）、「必携 NBC テロ対処ハンドブック」（診断と治療社）、「特殊災害における患者対処の概要」（自衛隊災害医療研究会）、など

田村泰治（たむら たいじ）

略歴：1994 年 防衛医科大学校卒。96 〜 98 年 陸上自衛隊郡山駐屯地、98 〜 2000 年 慶應義塾大学医学部附属病院、00 〜 05 年 自衛隊中央病院、05 年 インドネシア国際緊急援助隊、05 〜 07 年 放射線医学総合研究所、07 〜 08 年 陸上自衛隊衛生学校、08 〜 11 年 自衛隊中央病院、11 年 3 〜 4 月 東日本大震災の福島第一原発事故に関する災害派遣（陸上自衛隊東北方面隊総監部、防衛省陸上幕僚監部衛生部、中央即応集団）、11 年 5 月より高知大学医学部附属病院放射線部助教。
所属学会：日本医学放射線学会（専門医）、日本 IVR 学会

図説 基礎からわかる 被曝医療ガイド

2011 年 8 月 29 日　初版第 1 刷発行
2015 年 5 月 7 日　初版第 2 刷発行

監　修　鈴木　元
著　者　箱崎幸也　作田英成　田村泰治
発行者　鯨岡　修
発　行　日経メディカル開発
発　売　日経 BP マーケティング
　　　　〒 108-8646
　　　　東京都港区白金 1-17-3 NBF プラチナタワー
　　　　http://ec.nikkeibp.co.jp

装丁　　川名紀義 / Pg
制作　　キャブデザイン、朝日メディアインターナショナル
印刷・製本　図書印刷株式会社

©2011 Gen Suzuki & Yukiya Hakozaki, Hidenari Sakuta, Taiji Tamura
ISBN　978-4-931400-65-8
本書の無断複写・複製（コピー等）は著作権法上の例外を除き、禁じられています。購入者以外の第三者による電子データ化及び電子書籍化は、私的使用を含め一切認められておりません。